「最高の死に方」はそんなに難しくないみたい

訪問看護師・ケアマネージャー
刑部登志子

SOGO HOREI PUBLISHING CO., LTD

まえがき

最後に「苦しい」とつぶやいて亡くなった100歳の女性がいます。
愛する家族に看取られて、笑顔で旅立った若い母親がいます。
死の直前、ずっと連絡を絶っていたお兄さんと和解した男性がいます。

人生の最期は、まさに人それぞれ。一つとして同じものはありません。当然ですね。生まれた日も場所も違えば、育った環境も異なる。人の数と同じだけ誕生と死があり、そして人生があります。

星の数ほどある人生の中で、読者のみなさんが生きているのは、どんな人生でしょうか。幸せな人生だと言えるでしょうか。もしかしたら、いまは少しうつむきながら過ごしている人もいるかもしれません。

人は誰でも、幸せになりたいと願っています。幸せの形は人それぞれですが、何も頑張らなくても、大変なことを経験しなくても、幸せであるという人はいないのではないでしょうか。困難は次から次に現れ、それを乗り越えるだけでも精いっぱい。それが生きるということなのかもしれません。

一生懸命に生きた上で、幸せになるとはどういうことか。私は自分に与えられた人生を生き切るということだと思います。人生の課題を一つひとつ乗り越え、生きていく。その上で、自分の果たすべき「使命」を見つけて、達成すべく努力する。人生の最期までそれを貫き通せたとき、「最高の死に方」ができるように思います。

さて、自己紹介が遅れました。みなさんは、ケアマネージャーや訪問看護師という職業をご存知でしょうか。

近年では、治療の方法のなくなった人が、そのまま病院で亡くなることが難しくなっています。高齢化、医師不足、医療費の増大。いろいろな背景から、在宅での看取りが推奨されています。

かつて人が死ぬ場所は自宅でした。時代が進み、医療の進歩や核家族化などにより、死ぬ場所は病院に移され、いまその仕組みは限界を迎えています。それは、単純に昔に戻ったということではありません。自宅で死ぬということに対する理解や方法を、私たちは一度、失っています。住み慣れた自宅で自然と亡くなっていくことが、難しくなってしまっている。そのため、「いかに死ぬか」ということに注目が集まっています。

在宅介護では、医師、ケアマネージャー、看護師、ヘルパーなどたくさんの職業の人たちが力を合わせて、ケアを行います。

その中でケアマネージャーとはケアプランを考える調整役で、介護が必要な方やそのご家族の意思を尊重しながら、最適なケアプランを組み立てていきます。また訪問看護師とは、在宅で介護を受ける人たちのもとを訪れ、看護ケアを行う職業です。

私は東京都町田市で、ケアマネージャー業務を行うケアマネセンターや、訪問看護師業務を行う訪問看護ステーションの経営をはじめとして、いろいろな側面から、お年寄りや介護を必要とする方々のサポートを行っています。みなさんのご協力のお陰で、16年目を迎えることができました（執筆時）。

個人としても、25年にわたり、訪問看護師、ケアマネージャーとして最期の時間を過ごす方々のケアをさせていただいています。出会った方々にとって、私は最良の担当者ではなかったかもしれません。未熟さゆえに、ご迷惑をお掛けすることもあったかと思います。たくさんの人に教えてもらうことで、少しずつ成長できたのだと思います。

私生活では、6人の子どもを育てた母でもあります。子だくさんと驚かれることもありますが、公私ともにたくさんの誕生や旅立ちに関わる中で、いのちについてより深く考えることができるようになったと思います。

この本では、私なりに培《つちか》ってきた、死を恐怖としてだけではなく、前向きに捉える姿勢、そして自分の人生の使命を果たしていくための考え方をお話ししていきます。

私はクリスチャンでもあり、宗教的な表現も出てきますが、できるだけ多くの人に伝わるような文章を心掛けました。この本で布教活動をするつもりはありませんが、私たちの周りには、数字や文字では表すことのできない、大きな存在がある。そのことを少しだけでも感じていただければ、これほどうれしいことはありません。

まずは第1章。25年間、私が関わらせていただいた方々のエピソードをお話しします。最期の時間がどのように過ぎていくのか、きっと感じ取ってもらえると思います。

幸せな最期もあれば、そうとは言えないお話もあります。でも私はたくさんのいのちに寄り添う中で、どんな形であっても、結局本人は自分の最期を認めることができるのだろうと思えるようになりました。自分はどんな死に方をしたいのだろうか。そう考えながら、読んでみてください。

たくさんの終末期の方やそのご家族との出会いを通して、いのちは尽きるものではなく、つながっていくものだと実感しました。最期の時間を過ごす方々のリアルな雰囲気をお伝えしたく、本書では著者が経験したエピソードを多く紹介しています。それぞれのお話は事実を元にアレンジを加えたものであり、登場人物には仮名を用いています。また、掲載に当たってはモデルとなった方々やご家族に承諾を取っています。

「最高の死に方」はそんなに難しくないみたい　目次

第2章

幸せの形とは

第3章 すべての選択が正しい

第4章 触れ合ういのち

第5章

人生を生き切るために

出版プロデュース　株式会社日本経営センター
出版マーケティング　株式会社ＢＲＣ
ブックデザイン　大口太郎
背表紙イラスト　刑部飛鳥
ＤＴＰ　横内俊彦
校正　矢島規男

第1章

最期の時間の過ごし方

「そんなに幸せだったんだね」

大学時代にミスに選ばれたこともある久美子《くみこ》さん。色白で透き通るような笑顔が印象的な、とても美しい方でした。

30代でがんが発見され、私たちがケアを担当することになりました。ご主人も鼻筋の通ったイケメンで弁護士。3人のかわいいお子さんがいました。

そんなに若くがんを患うなんて、久美子さんは考えてもみなかったと思います。家族を残していくことが、悲しくないはずはありません。それでも彼女は取り乱すことはありませんでした。抗《あらが》えない死であるならば、病に左右されない母親像を子どもたちに見せたい、少しでも夫に悲しい思いをさせたくない。すでに自分の運命を受け入れ、覚悟はできている。そのように見えました。

久美子さんのお母さんと妹さんも介護を手伝っていて、こちらもいずれ劣らぬ美人です。ご自宅は静かな住宅街にあり、白をベースにした上品なお部屋。妹さんの気配りでアロマが焚かれていました。終末期の悲しさや重々しさを感じさせない、お花畑のようなご家庭でした。

その分、ご本人の病状とのギャップを感じます。久美子さんには循環障害があり、手や足はひどくむくんでいました。腹水が溜まり肺も圧迫されている状態で、よく眠れません。私たちが時間をかけてリンパマッサージをすることで、ようやく安心したように眠りました。

細く白い腕に浮かぶ糸のような血管に注射しようとしても、なかなか捉えられません。何度かやり直して、「ごめんなさい。うまくいかなくて」と謝ると、久美子さんは眉ひとつ動かさず言いました。

「看護師さん、何回刺してもいいですよ。大丈夫」

たおやかな佇《たたず》まいの中に、強い芯を持つ人でした。

最後は人柄そのままに、静かに呼吸が止まりました。直前までお子さんとおしゃべり。３人それぞれ、お母さんに話を聞いてもらいたいのでしょう。学校であった楽しい話。どの家庭でも子どもがお母さんにしているような、他愛もない話。けれど、とても尊い話が続きました。

久美子さんは少しずつ話せなくなり、最後の時が近づいてきました。そうして目をつぶり、大きく、ひと息。ことり、とその瞬間が訪れました。ご家族も、取り乱すことはありませんでした。

エンゼルケア（死後処置）をしながら久美子さんの顔を見て、思わず声が出ました。

「あ！　笑っています」

本当に笑っていたんです。口角が上がり、少し目じりが下がった優しい笑顔。

「本当だ。お父さん、お母さんが笑ってるよ」と子どもたちがのぞきこみます。

妹さんは「幸せな人生だったんだね。好きな人と結婚して、かわいい子どもができて良かったね」と。

「お前はそんなに幸せだったんだね」とお母さん。

ご主人は笑顔で何度もうなずきながら、「ありがとう」とつぶやきました。そして久美子さんの頬《ほお》に、優しく指を添えました。

久美子さんは最後の最後まで家族のそばにいて、家族に見守られて旅立ちました。思い残すことはなかったのでしょうか。私には想像するしかありませんが、その光景を見て、私は一冊の絵本を読み終わったようなすがすがしさを感じたことを覚えています。外に出ると真夜中。満天の星が輝いていました。

後日グリーフケア（遺族の心の回復をサポートする取り組み）に伺うと、残されたご家族は穏やかな生活を取り戻していました。

お父さんが幼稚園に通う下のお子さんのために弁当を作って、２人のお姉さんが交代で送り迎えをする。出掛けるときも、帰ってきたときも、みんなお母さんの写真にあいさつです。ご主人は「家事に育児に大変だけど、いまも妻は一緒に生活しています」と静かに微笑みました。

久美子さんは、自分のいのちが終わろうとしているのに、最後まで焦ることがありませんでした。ありのままを受け入れていた。クリスチャンだったことも関係があるのかもしれません。次の世界で家族とまた会えることを知っている。その強さ、優しさが、残された家族を支えているように感じました。

「うん、そうだね」

初めて出会ったとき、芳江《よしえ》さんはすでに寝たきりの状態でした。自宅で過ごすことを望んでいたけれど、芳江さんはとても人嫌い。訪問看護師が決まるまでが大変だったようです。この人は駄目、この人は嫌い。ヘルパーさんを部屋に入れることもありませんでした。主治医の先生から「気難しい人だけれどお願いできないか」と電話があり、私が担当することになりました。

芳江さんからの最初の質問は「あなたは私の気持ちがわかりますか」でした。しばらく考えてから、正直に「わからないかもしれません。同じ立場ではないですから、想像するしかありません」と答えると、「それでいいです」と受け入れてくれました。

芳江さんは若い頃にご主人と離婚。娘さんと息子さんがいました。この2人には、芳江さんも心を開きます。お子さんそれぞれに家庭がありましたが、お母さんの最期を看取ると決意。そうして3人でのケアが始まりました。

娘さんはデザインの仕事をしていて、芸術的な感覚を持つ方でした。明るさの中に繊細さも併せ持つ性格で、芳江さんの大きな支えになっていたようです。畳の部屋に布団を敷いて、芳江さんが寝ている。娘さんはその周りに家中の花瓶やコップ、とっくりも持ってきて、寝ている芳江さんの目線に合うようにたくさんの草花を生けました。明るくなり過ぎないように照明も調整。自然の中で暮らしているような環境をつくってあげていました。

症状の重い人には、強い光も刺激になってしまう場合があります。元気なときにはわかりませんが、蛍光灯の光というのは、結構強いものなんです。病院では難しいことですが、こうした環境づくりも本人の助けとなります。

芳江さんはもともと農家でした。引退してからも庭仕事が日課。症状が進み、体中に痛みが出たとき、「土の上に寝たい」と言いました。庭に出て寝っ転がりたいと。土の上に寝ると疲れや痛みが取れるといいますが、自然の中で生きてきた人には身近な治療法なのかもしれません。

息子さんが木陰《こかげ》に落ち葉を集め、その上に芳江さんをそっと置いてあげました。しばらくすると、「うん、だいぶ良くなった」と。本当に痛みが取れたようで、みんな明るい気分になりました。「このまま埋めていいわよ」と芳江さん。息子さんは、「いや、まだ死んでない」と笑いました。

もちろん冗談でしたが、土の上で亡くなって、そのまま土をかけられて自然に還る、それもいいかもしれないと思いました。とてもきれいな最期ですよね。少なくとも、着たことのない服を着せられて、狭い木の箱の中に入れられて焼かれるよりよっぽどいい。そんな気持ちになりました。

芳江さんが亡くなったのは、冬を前にした寒い日の午前6時頃。芳江さんの状態の変化を、お子さんたちも取り乱すことなく受け止めました。少しずついのちのエネルギーがなくなっていくことを、看取る人たちも五感で感じ取ることができるようでした。

お子さんたちは、「しっかり看取れて良かったね」とうなずき合いました。するとおもむろに娘さんが立ち上がり、庭に出ました。何をするのかと思ったら、庭の落ち葉を集めています。そうして両手に抱えるような籠《かご》いっぱいの落ち葉を、芳江さんの体の上にぱっとまきました。

後から考えると、普通は驚くような行動です。いま亡くなったばかりのご遺体に葉っぱをまくなんて、病院では考えられません。でもその瞬間、娘さんの行動はとても自然なものでした。「なんであんなことしたの？」と聞くような気持ちにもならない。最初から、そうすることをお母さんと約束していたかのようでした。娘さんが葉っぱをかけた直後、息子さんも「うん、そうだね」とうなずいたんです。

ひらひらと舞う落ち葉が、暗めの照明にきらきらと輝く。それは美しい光景でした。派手ではないけれど、小さな幸せにあふれていた。そんな芳江さんの人生を感じることができるようでした。

「私にはダイヤの指輪が二つあるの」

「ありがとうね。本当にありがとうね」

ご主人とご両親にそう残して、雅子《まさこ》さんは旅立ちました。


私と雅子さんは、昔からの友人。雅子さんは30代前半でがんにかかって自宅介護を望み、「友人のあなたに看てもらいたい」と、私に依頼してくれました。

雅子さんの実家は裕福なご家庭。高級住宅街の豪邸で、不自由のない生活でした。小さな頃からたくさんの習い事をして、名門大学を卒業。同じ大学でご主人に出会いました。

ただご主人は仕事が安定せず、収入も上がったり下がったり。一軒家を建てることはできたけれど、郊外の寂しい場所です。住宅ローンの返済があって、育ち盛りの息子が3人もいる。決して贅沢《ぜいたく》はできない生活でした。

そうした生活が続く中で、雅子さんが病気になってしまった。雅子さんのご両親は、ご主人を責めるようになりました。大事に大事に育てた娘。ご両親には、雅子さんが苦労しているように見えたのだと思います。そうして病気になってしまったのだから、無理もなかったのかもしれません。私たちの前でもご主人を呼び捨てにして、「雅子が食べたいって言ってるからメロンを買ってきてちょうだい」と命令するようなこともありました。

もちろんご主人にも言いたいことがあるでしょう。ご両親と話すことも少なく、私に、ご両親のことを良く思っていないと漏らすこともありました。

一方で、ご主人のご両親と雅子さんの仲も、良いとは言えない関係だったようです。お見舞いに来たお義母《かあ》さんから雅子さんが言われた言葉は、「雅子ちゃんはいいわね。新築のお家に住まわせてもらって」だったそうです。

雅子さんは、不幸だったわけではないと思います。ご主人は仕事を変えても働かない人ではなかったし、いまどき、郊外であっても若いうちに一軒家を持てるなんて、恵まれていると言えるでしょう。

私と彼女は年頃も近く、子どもも同じくらいの年齢でした。子どもをそれぞれの夫に頼んで、２人でお出掛けをしたことがあります。子育てが大変な時期は、身なりに気を使えなくなります。お互いの格好を見て、「それにしても汚いよね」と笑いました。「まだ30代前半なのに、このシミはなんだ」と。愚《ぐ》痴《ち》を言っていたわけではありません。お互いに、いまの生活を受け入れた上で、楽しく生きている。私の家庭も余裕のある家計ではなく、「今日は２００円で夕食作ったよ」なんて自慢し合っていました。

私たちは2人とも、お金がないことを悪いことだとは考えていませんでした。ただ、雅子さんは自分が育ってきた環境と、現在の暮らしが大きく違う。実家に行くと、そのつもりがなくても、どうしても愚痴が出てしまうことがあったのでしょう。それがご両親の心配の種になってしまったのだと思います。

雅子さんは以前、こんなことを話してくれました。

「私にはダイヤの指輪が二つあるの。ときどき見るんだ」

「私なんて一つも持ってないよ」

その指輪は、結婚するときにご両親からプレゼントしてもらったものでした。最後に「ありがとう」を残して旅立った雅子さん。ご両親は「私たちに言った言葉だ」と。ご主人も「いや、僕に決まってる」と譲りませんでした。良好な関係であれば、「あれはあなたへの言葉だね」「いやいや、お父さん、お母さんに」となりそうなものです。愛する娘、妻を失ってしまい、お互いにやるせない気持ちだったのでしょう。ご主人も、ご両親も、久美子さんのことを本当に大事に思っていました。だからこそ行き違いが生じてしまったのかもしれません。

葬儀のとき、私は友人代表のスピーチを頼まれました。何を話したのか覚えていませんが、「私にはダイヤの指輪が二つあるの」と笑った雅子さんの声を思い出しました。

彼女はなぜ、両親にもらったダイヤのことを私に話したのでしょうか。お別れの後に、ふと、そんなことを考えました。

「あれはきれいな女だった」

100歳になっても背筋の通った美しい女性、万喜《まき》さん。言葉遣いや所作《しょさ》も上品でした。ベッドから出るときも「よいしょ」なんて言いません。膝《ひざ》をそろえて背筋を伸ばし、スッと立つ。若い頃は芸者としてお座敷に出ていたそうです。

だんだんと体が弱ってきて、私たちが体を拭《ふ》くときも股の間だけは絶対に触らせませんでした。起き上がることができなくなっても、「タオルを貸してください」と自分で拭く。「ここは自分で拭くものです」と。私たちがお世話をしたのは、亡くなる前のほんの2、3回だったと思います。

もちろん、お下の世話をしてもらうことを品がないことだとは思いません。体力のなくなった方にとっては、とても大変なことです。ご自分でやるより私たちが行うほうが清潔にすることができますし、皮膚の異常なども発見できます。それでも万喜さんは私たちに拭かせなかった。凛《りん》とした強さと美しさを持つ人でした。

万喜さんは、病床からいつもご主人を気に掛けていました。

「今日は天気が悪くなるからコートを着ていって」

「気を付けてね、傘を持っていったほうがいいわよ」

ご主人もとても素敵な方でした。「僕のことはいいから自分のことを」と、いつも万喜さんを気遣います。料理上手ではないようでしたが、よく万喜さんのおかゆを作ってあげていました。おかゆは時間がかかりますよね。その間ずっとコンロの前に立って、丁寧に丁寧に作る。そんな優しいご主人でした。

その頃、ご主人はまだまだ元気。何しろ夫婦の歳の差は40歳でした。

ご主人は名門大学の法学部を出た秀才です。二人が出会ったのは万喜さん60歳、ご主人20歳の頃でした。ご主人の親御さんからすれば、有名大学にまで入れた息子が40も歳の離れた芸者上がりの女性と結婚しようというわけです。いまから何十年も前の話。当然許されません。ご主人の大学卒業を待って、二人は駆け落ちをしました。

普通に考えれば、20歳の男性が60歳の女性に恋愛感情を持つなんて思えないですよね。女性から見ても子どもに見えてしまう。子どもどころか、孫でもおかしくない歳の差ですから。

でも、それ以上に強い絆で二人はつながっていました。いつもお互いに気遣い合います。ご主人は普段冷静な方でしたが、万喜さんの状態が悪くなるとうろたえることもありました。容体が落ち着いて、私たちが「大丈夫だから休んでください」と言っても、万喜さんの横を離れようとしません。夜は枕を並べて寝ていました。

このまま万喜さんが亡くなってしまえば、ご主人も後を追おうとするのではないだろうか。私たちが本気でそう心配するほど、万喜さんを必要としているように見えました。

でも、実際に万喜さんが亡くなったとき、ご主人は毅然《きぜん》としていました。「幸せだったよ」と最後のあいさつをして、万喜さんの手を握り締めて、しっかりと見送りました。すぐに葬儀の手配もして、私たちと談笑するような余裕もありました。

周りの反対を押し切って40歳も年下の男性と一緒になった万喜さん。強く強く生きてきたのだと思います。その万喜さんの強さがご主人に乗り移った。その力がこれからもご主人を支えていくのでしょう。泣き暮らしていれば、万喜さんに恥ずかしいという思いもご主人にはあったのかもしれません。

万喜さんは最期まで強く、美しく生きた人でした。

亡くなった直後のご主人のひと言を、いまでも覚えています。

「あれはきれいな女だった」

「いいの、ここでいいの」

いまから20年以上前のお話です。訪問看護を始めたばかりの私にとっては、とても衝撃的なケースでした。

公子《きみこ》さんは70代の女性。神経難病を患って、ほぼ布団の上での生活でした。初めて訪ねたお宅は異様な状況。足の踏み場もないほどにゴミが散乱して、そのわずかな隙間に公子さんは寝ていました。もちろんシーツなんてないので、ピクニックシートを敷いて、その上に。オムツを換えてもらうこともなく、垂れ流し。褥瘡《じょくそう》もひどい。

ご家族は何をしているのかと思えば、別の部屋に息子さんがいました。ドアはなくカーテン一枚隔てているだけ。お母さんの世話をすることなく、いつもゲームをしていました。ご主人もときどき気まぐれに帰ってくるだけで、姿を見ることはあまりありませんでした。

同じ妻として、母として、なんともいたたまれない。息子さんはときどき女性を連れ込んでいました。そうしてベッドの中の仲睦《むつ》まじい声が公子さんの布団まで聞こえてきます。私が洗面所に水を汲みに行こうとしたら、お風呂から女性が裸で出て来たこともありました。

家族に公子さんの食事を気にする人はいません。公子さんは食事が困難になってきていて、ヘルパーさんが用意したやわらかい食事を口まで運んでもらってやっと飲み込めるような状態でした。介護食を取り寄せると、いつの間にかなくなっていることがありました。息子さんは働いていなくてお金もなかったのでしょう。病人用のおかゆでも食べてしまうんです。ヘルパーさんが作り直そうとしても、材料がないこともありました。

あるとき関係者が集まって、今後のケアについて相談しました。意外なことに、そこにご主人と息子さんがいらっしゃったのですが、なぜか警察官が外に立っています。「あの警察は何ですか?」と聞くと、ご主人が「俺を見張っているんだよね」と。私たちが公子さんをご自宅でケアしているときに、警察がなだれ込んでくることもありました。何を疑われていたのかはわかりませんが、反社会的なご家族だったようです。

ある日夜中に呼び出しが。行ってみると公子さんは発熱し、呼吸も荒く苦しそうな状態でした。私は解熱処置を行い、医師に連絡を取って、薬剤の指示を受けました。その最中、ご主人と息子さんはケンカをしていました。親子とは思えないほどに、憎しみだけが交差する空間。息子さんが「早く出ていけ！」と怒鳴ったら、ご主人が「はいはい」とおちゃらけてみせた。そこで息子さんはキレました。「ふざけんな」と殴りかかって、バッと血が飛んだ。

思わず割って入ろうとしたときに気付きました。息子さんのポケットに大きなナイフが入っている。公子さんに「看護師さん、帰って」と言われたけれど、恐怖で体が硬くなりました。ギクシャクと歩いてなんとか外に出て、車に乗り込みました。

思わず逃げてしまったけれど、そのままにしてはおけません。外からご主人の携帯電話へ連絡しました。「大丈夫ですか？　警察呼びましょうか？」と聞くと、「いつものことだから大丈夫」との返事。私は上司に頼んで、それ以来公子さんのケアには2人で伺う体制をとってもらいました。

親子の仲も、お宅の状況も最後まで変わらず、公子さんは亡くなりました。でも、それが彼女にとって不幸だったのかといえば、わかりません。公子さんは亡くなるまでに何度か入院したのですが、すぐに自宅に戻ってきてしまいました。病院に行きましょうかと言っても「いいの、ここでいいの」と聞きません。家族の近くにいることを強く望んでいたんです。

どんな夫でも、息子でも、どれだけゴミがあふれていても、公子さんにとってはそこに自分の役割があったのかもしれません。子どもたちが小さいとき、暴力を振るう夫から子どもを守っていたのではないか。そして大きくなった子どもが夫に暴力を振るうようになり、今度は夫を守っていたのではないか。いまもときどき思い出し、切なさがよみがえります。

誰にも代わってもらうことのできない自分の人生。その最期の部分だけを切り取られることが、嫌だったのではないかと思います。

「俺たちに言葉をくれ」

定年退職した輝夫《てるお》さん。年の離れた奥様、弥生《やよい》さんが心臓に病気を持っていて、自宅で看病をしていました。

訪問看護の依頼を受けて訪ねてみると、こぢんまりとしているけれど、落ち着いた雰囲気の素敵なお宅。お二人の生き方が表れているようでした。

二人はいつも一緒にいました。弥生さんの身の回りの世話を、輝夫さんが優しくしてあげる。そして目が合うたびに微笑んでいました。

弥生さんが本を読んでいて、ふと視線を上げてニコニコ。ベッドの周りを片付ける輝夫さんに、弥生さんがお礼を言ってニコニコ。輝夫さんが食事の準備から戻って来てニコニコ。

あまりにもいつも笑顔を交わしているので、思わず聞いてしまいました。

「目が合うたびに笑っていますね」

すると二人はまた顔を見合わせてニコニコ。

弥生さんは少し恥ずかしそうに言いました。

「当たり前でしょう。好きなんですから」

本当に、お互いを労《いたわ》り合っているご夫婦でした。


そんな穏やかな雰囲気とは裏腹に、弥生さんの病状は進んでいきました。だんだんと残りの時間も少なくなっていきます。

２月に入って少し経った頃、二人は「お花見はどこに行こう」と相談していました。一瞬躊躇《ちゅうちょ》したけれど、やっぱり伝えたほうがいい。「ご主人、タオルはどこにありますか」と別の部屋へ連れていき、耳元で伝えました。

「お花見は難しいと思います」

輝夫さんは唖然《あぜん》とした表情。いつかそのときが来るとはわかっていても、そんなに早いとは思っていなかったようです。いえ、見て見ぬふりをしていたのかもしれません。こんなにお互いを大切にしているんです。無理もありません。

「じゃあ、妻はどれくらい生きるんですか？」

本来、看護師が余命を伝えることはありません。告知は医師にしかできないんです。でも残りの時間を大事に使うためには、はっきりわかっていたほうがいい。そうして思わず「お花見は難しい」と伝えたんです。

「ごめんなさい。私には余命を伝えることはできません。医師ではないので」

「あなたの経験からでいいから、教えてください」

「……そうですね。そろそろ最後に着せてあげる服を用意されるといいかと思います」

輝夫さんは毅然とした表情に変わり、「わかりました」と。


そうしてお子さんたちにも、お母さんに残された時間は短いとお話しされたそうです。お母さんのベッドの前にみんなで並び、輝夫さんはお願いしました。

「俺たちに言葉をくれ」

これは残された時間が短いことを弥生さんに告げる言葉でもあります。自分の死を悟っても、弥生さんはうろたえたり泣き叫んだりしない。輝夫さんがそう信じていたからこそ、言えたのだと思います。

弥生さんは一瞬目をつぶり、そして大きく目を開いて、一人ひとりに言葉をプレゼントしてくれたそうです。息子さんには感謝の気持ちと、父を助けるように、それから妹をよろしくと。娘さんには、これから苦しい経験をするでしょう、乗り越えるためには周りの人たちを大切にしてね、そして素敵な恋をしてねと。

そして最後に夫にひと言。

「これからも、ずっとあなたのそばにいるからね」

弥生さんが亡くなってから数週間後。サービス終了の手続きのために、私たちの事務所へいらっしゃった輝夫さんは、弥生さんが輝夫さんに宛てて書いた手紙の束を見せてくださいました。病気がわかってから、書かれたものです。

そして静かに微笑みました。

「妻の言葉がね。私の宝です」

「素晴らしい宝物ですね。ご主人、お体は大丈夫ですか?」

「私は大丈夫です。いつも妻がそばにいますから」

「お金を盗られた」

光代《みつよ》さんが、ある日私に訴えました。

「ベッドの横のテーブルに、50万円を入れた封筒を置いておいたのに、さっき見たらなくなっている。宏伸《ひろのぶ》さんが盗ったに違いない。この前もお金がなくなったのよ」

ご主人を早くに亡くした光代さん。以来豪邸に一人暮らしをしていましたが、持病のリウマチがひどくなってきました。

光代さんには娘さんが2人いて、ご次女は若くしてがんで亡くなったそうです。それからほどなく、光代さんのリウマチが悪化して、認知症の兆候も出てきた。ご本人は自宅で過ごすことを望みましたが、一人暮らしでは難しい。ご長女は海外で暮らしていて、介護は難しいということでした。

そうした事情もあって、ご次女のご主人の宏伸さんが光代さんと同居して介護を引き受けることになりました。普通に考えると珍しいことだと思いますが、宏伸さんが経済的に困っていたことも背景にあったようです。

本当に宏伸さんがお金を盗んだかどうかはわかりません。ただ、訪問看護師としてお宅に伺う場合、そこで利用者さんへの虐待《ぎゃくたい》が行われている可能性があるときは、地域包括支援センターや役所などの公共機関へ報告する義務があります。お金を盗ることも虐待とみなされるので、報告しないわけにはいかない状況でした。

認知症の方が、ときどき「家族にお金を盗られた」と言うことがあります。それが事実である場合も、そうでない場合もあると思いますが、いずれにしろ本人はそう思い込んでいます。認知症の症状として、被害妄想が表れることはよく知られています。

宏伸さんに相談した上で報告したほうがいいかとも思いましたが、それまで光代さんに、はっきりとした認知症の症状は見られませんでした。宏伸さんが経済的な理由から同居を始めたと聞いていたことも、私の頭の片隅にあったのだと思います。私はほかのスタッフからも同様のことがあったという情報を得て、関係者と相談の上で地域包括支援センターに報告しました。

センターから連絡が入ると、宏伸さんは激高しました。「金なんて盗っていない。なんで通報なんてするんだ」と。それでも光代さんはやっぱり、「盗られた」と言っています。そこで当事者ではない人たちの意見も聞こうと、ご長女夫婦にも相談しました。するとやっぱり怒られました。「ふざけるな！　宏伸君はよくやってくれている」。ご長女のご主人は電話口で怒鳴りました。

光代さんの最後が近づき、ご長女夫婦も実家に帰ってきました。お金を盗られたと訴えてから亡くなるまでの約2週間、光代さんはずっとお金の話をしていました。長女にいくら残して、宏伸さんには何も渡さない。家も残さない。宏伸さんは私が死ぬのを待たなくていいから、すぐに出ていってくれ。

そうすると、宏伸さんはもちろん、ご長女たちも静かに看取ろうという雰囲気ではなくなってしまいます。ご長女のご主人は事業で成功した人で、お金に困っているようには見えませんでした。これは私の推測になりますが、光代さんが宏伸さんにお金を残したとしても、介護をしてもらったのだし、それでいいと考えていたように思います。

しかし、光代さんが遺産について話し続けることで、誰にいくら残るのかということが気になるようになってしまった。家族の関係性は、目に見えてギクシャクとし始めました。

お金のせいで、結果的に穏やかな旅立ちとは言えなくなってしまった。でも光代さんがお金を持っていたからこそ、宏伸さんが同居して介護してくれることになったとも言えます。そのおかげで最期まで自宅で過ごすことができた。お金というものの持つ力について、改めて考えさせられた経験です。

「俺の兄さんだよ」

一人暮らしの和男《かずお》さん。私と出会った頃は咳をしながらも自分で歩いて外出もしていましたが、肺がんでみるみるうちに体が弱り、1カ月半くらいで動けなくなりました。肺がんは進行が早い場合が多いんです。

亡くなった後のご遺体の引き取りや葬儀のことなどもあるので、何度かご家族について聞きました。答えはいつも、「誰もいない」。そろそろ死期が見えてきたな、というときにも改めて聞きましたが、答えは同じでした。

和男さんは私には多くを語りませんでしたが、ヘルパーさんとは気心が知れていたようです。和男さんには奥様と2人の娘さんがいたけれど、30年前、ほかに女性ができて家を出てしまった。それ以来、実家にも出入りをしていない。

そうとはいえ、亡くなった後の準備をしないわけにもいきません。真剣に聞くと、実家の電話番号が書かれたメモを渡されました。和男さんの許可をもらって、その番号に電話しました。

和男さんのご両親はすでに亡くなっていて、電話に出たのはお兄さん。和男さんのいのちは長くないことを伝えました。黙って聞いていたお兄さんは、私がひと通り話し終えるとゆっくり質問しました。弟はどこにいるのか、誰と暮らしているのか、経済的にはどんな状態か。

私が質問に答えると、お兄さんは最後にこう言いました。

「わかりました。死んだら電話をください。遺体は引き取りに行きます。弟は30年前に出て行ったきり。それ以来、生きているのかどうかさえ知らなかった。あいつの奥さんや娘たちの気持ちを考えると、生きているうちに会うわけにはいかない。それが筋です」

私が返事に困っていると、電話は切れました。

ただ、お兄さんは会うわけにはいかないと言いながら、和男さんのことをいろいろと質問しました。私はまったく知りたくないわけではないのだろうと判断して、その後も何度か電話で和男さんの状態を伝えました。でも電話の最後はやっぱり「死んだら電話をくれ」でした。

そうして最初の電話から2週間くらい経ち、もういよいよという段階になりました。やっぱり知らせないわけにはいきません。

「今日意識がなくなりました。ほとんどしゃべることもできません」

「そうですか。死んだら電話をください」

「わかりました。亡くなったら私たちは引き上げます。あとはよろしくお願いします」と伝えながらも、割り切れない気持ちでいました。


その日は和男さんがいったん小康状態になり、意識も戻りました。今夜は大丈夫だなと、私は家に帰りました。すると翌朝早く、お兄さんから電話が。

「いま町田駅にいます。どうやって行けばいいですか？」

会わないとは言ったものの、夜のうちに移動してきたのでしょう。和男さんの住所を教えて、私も駆け付けました。

着いてみると和男さんはもう虫の息。それでも誇らしげに言いました。

「俺の兄さんだよ」

紹介されたお兄さんはとてもやわらかい表情でした。家族は一瞬で和解できることもあるのだと知りました。

和男さんが亡くなったのはその翌日。兄弟とはいえ、２人は似ているとは言えない顔でした。でも和男さんを看取ったお兄さんを見たとき、思わず声を出しそうになりました。そこにあったのは和男さんの顔。和男さんがお兄さんの中に降り立っているようでした。

後日、遺品を整理していると、二つの預金通帳が出てきたそうです。名義は和男さんの２人の娘さん。和男さんは30年間、毎月貯めていたようです。数千円の月もあったけれど、ずっとずっと。

和男さんがヘルパーさんに自分の話をするようになったのは、その境遇からでした。ヘルパーさんが子どもの頃に、両親が離婚。和男さんはヘルパーさんに言っていたそうです。

「お父さんは本当に申し訳なく思っているよ。絶対にあなたのことを忘れてはいない。時間がかかってもいいから、できれば、許してあげて」

「俺はＮＨＫの会長と親友だ」

自称、「経済界の大物」。小泉元首相は自分の弟子で、ＮＨＫの会長とは親友。さらにはホワイトハウスの秘密組織の相談役で、しょっちゅうアメリカから電話がかかってくる。

そんなホラ吹きの男性がいました。名前は義一《よしかず》さん。

散らかり切った家の中。ほこりをかぶった絵画はとても貴重なもの。床の間の鎧《よろい》は戦国武将が身に着けていた名品。私の目にはそれほど高級なものには見えませんでしたが、本人はそう話していました。スーツや着物はすべてお店の人を呼んで仕立てた一級品。それは本当ですが、お金を払っていないことを自慢していました。

私と義一さんは、奥様のケアを通して出会いました。

私やヘルパーさんは、奥様の横で義一さんが口にするホラを、もちろんまともには受け取りません。「あら、ＮＨＫの会長と友達なの。私は会長の娘ですよ。奇遇ですね」なんて冗談を言うヘルパーさんもいました。

でも、奥様は完全に信じているように見えました。

義一さんは２、３日に１回、わざと奥様の見ている前でホワイトハウスと電話します。日本語で。

「ああ、俺だ俺だ。どうなった？　そうか、じゃあ予定通りに進めてくれ」

実際にはその電話の電話線は先が切れていて、つながるはずもないのですが。

奥様はいつも義一さんを立てていました。まさに「三つ指ついてお出迎え」というような。私たちにも「主人はちょっと偉い人たちとも関わりがあって」と、少し自慢げでした。

そうして奥様は、夫のホラを信じたまま亡くなりました。

それでも義一さんは変わりません。会う人会う人に「ＮＨＫの会長に口を利いてやる」と言い続けました。

奥様が亡くなってから半年後、今度は義一さんの番が来ました。

ご夫婦には1人の息子さんがいましたが、最後までお父さんのお見舞いには来ませんでした。一度電話でお話ししたことがありましたが、お父さんを心底軽蔑している様子です。

「あんなくそオヤジ、なんで最期の面倒を見なきゃいけないんだ。あいつのいい加減な話のせいで、どれだけ振り回されたか」

義一さんのホラは、ずいぶん昔から続いていたようです。

奥様は、夫に騙され続けた不幸な人生を送ったのでしょうか。

本当に、最後まで自分の夫はホワイトハウスから電話のかかってくる偉い人だと信じていたのかどうか。それは人生の幸せを考える上で、大きな問題ではないのかもしれません。

義一さんの嘘は、自分を強く見せるための演技だったのかもしれない。最近になってそう思うことがあります。誰でも弱い自分、格好悪い自分を良く見せようとしてしまいます。そうして小さな嘘をついてしまった。隣には嘘を信じて喜んでくれる奥様がいた。

そうして少しずつ演技が大きくなっていってしまったということも、あるのかもしれません。奥様が亡くなる直前も、義一さんにはホワイトハウスから電話がかかってきていました。

ホラを吹き続けた義一さん。最後は1人で亡くなりました。弱くてさみしい人だったのだと感じます。息子さんのほかにも、いろいろな人に迷惑を掛けてきたのでしょう。服屋さんは、ついに代金を回収することができませんでした。彼が良い人だったのか、悪い人だったのか、私にはわかりませんが、自分の希望を演じ続けた人生だったのだと思います。

第2章

幸せの形とは

幸せに生きる四つの条件

看取りを通して見えた幸せの条件

第1章では、私が関わった方々のエピソードをお話ししました。

みなさんはどんな感想をお持ちになったでしょうか。こんな最期がいいなというお話もあれば、こんなのは嫌だというケースもあったと思います。自分がどんな最期を迎えたいか、そのためにどんな生き方をしていけばいいのか。少しずつ考えるきっかけとなればうれしく思います。

ご紹介したのはほんの一部。人の数だけ死があり、生があり、そして人生があります。最期の時間は、それまで生きてきた人生の集大成。最高の死に方は、

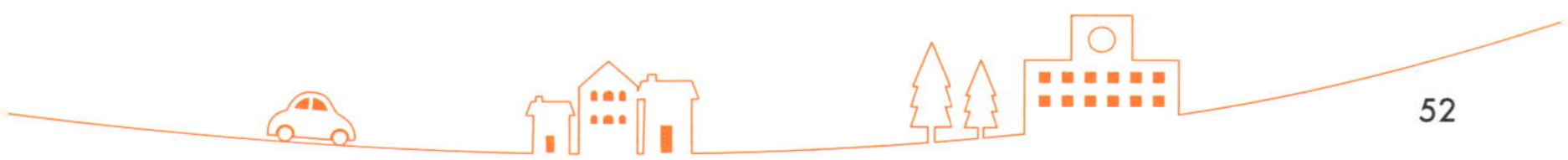

最高の生き方の先にあるものです。
どんな人生が幸せで、どんな人生が不幸なのか。それは一概には語れません。人が見ればうらやむような境遇でも、孤独を感じている人もいます。ぎりぎりの暮らしをしていても、笑顔にあふれている家庭もあります。自分の人生が幸せかどうかは、誰かに決められるものでもありません。自分の心の在り方次第です。

ただ、その中で私は、人が人として生きるために、最低限、四つの条件が満たされていることが必要だと考えています。それは「学ぶ」「遊ぶ」「働く」「選ぶ」。長年、たくさんのいのちの終わりに寄り添う中で少しずつ見えてきた、私なりの「幸せの条件」です。

学びたいという欲求は消えない

私たちのデイサービスに草《くさ》さんというスタッフがいて、彼が出すクイズが名

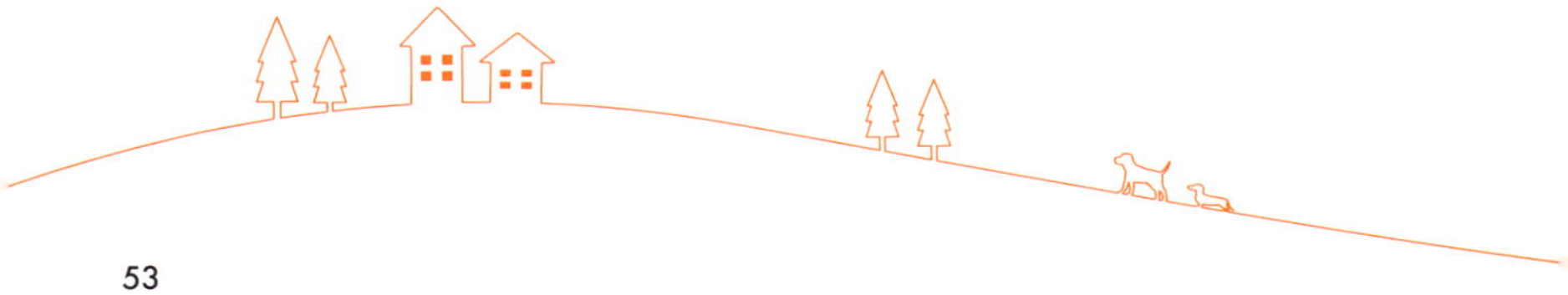

物になっています。インターネットで調べたり本屋さんに通ったりして、毎回手作りのクイズを用意してくれています。

例えば昔の芸能人の写真を見せて「この人は何という名前でしょう」というような単純なものですが、これが大人気。みなさん我先にと手を挙げて答えます。

中には答えがわからなくても、手を挙げる方もいます。当てられると、「あー、誰だっけなー。ここまで出ているのに」と考え込んでいる。その姿も楽しそうです。順番にお風呂に入ってもらわなければいけないのに、「いま草さんクイズだから」と入ってくれない利用者さんもいます。

デイサービスのプログラムの中には英会話の時間もあり、スタッフが講師としてお教えしています。利用者さんの中には80歳や90歳の方もたくさんいます。もちろん認知症の方も。それでもメモを取って勉強しています。家に帰っても練習して、次来たときに覚えたことを発表します。そうして褒められると、とてもうれしそうです。

高齢になれば、周囲の人は新しいことを教えようとしなくなってしまいます。最近であれば、スマートフォンやパソコンの使い方。「説明してもわかんないよね」と思ってしまう。認知症であればなおさらです。

でも、高齢者の中にも学びたがっている人はたくさんいます。何かを知ることで喜びを得るということは、若いときに限りません。子どもの頃、学校で無理やり机に向き合わされても面白くなかったという人は多いと思いますが、勉強のない環境での学びの機会はすごく貴重です。

そして、学んだ知識を人に教えることはもっとうれしい。

デイサービスの事務所のテーブルに、お花が生けられていました。みなさん何という名前の花なのかわかりません。わからないから気になって仕方がない。誰かが「これ、何て花かね」と言えば、話題はそのことから離れなくなります。

そこにお花に詳しい利用者さんがやって来ました。みなさん「これは何て花なの？」と聞きます。そうして「これはキク科の多年草で――」と説明する。聞いているほうも、説明するほうも本当に楽しそうです。

学んで、人に教える。これは私たちがよく言う「インプット」「アウトプット」と同じです。人には常に自分を高めていきたいという気持ちがある。それは何歳になっても変わらないんです。

遊びは人生に不可欠

次に遊び。やっぱり遊びは人生に不可欠です。これがなければ面白くありません。遊びは心を解放してくれます。高齢者の方でも、カラオケ、ゲートボール、読書、麻雀、将棋……、たくさん思いつきますね。

自分の好きなことであれば何でもいいと思いますが、一定のルールがあり、自然と真剣に取り組めるものであれば理想的です。そうした遊びは楽しむだけでなく、学びにもつながります。脳を活性化させたり、感情を落ち着かせたりする効果があります。対外的な能力も育てますし、体力増進にもつながります。そうした時間が、やる気や生きがいを見つけるきっかけになることもあります。

ただ、やっぱり遊びですから、何かの役に立てようと考えなくてもいいと思います。日常の中で、仕事や勉強から離れて、無責任に楽しめる時間。そのゆとりのようなものが大事なのでしょう。友達同士のお喋りでもいい。周りから見たときに、くだらないことであっても気にする必要はありません。

ある日、誰が持ってきたのか、デイサービスの事務所のテーブルの上に、ちょっとエッチな雑誌が置いてありました。すると男性の利用者さんたちが、どんどん集まってきます。普段上品で真面目そうに見える方まで、「おやおや」と笑顔でやって来ました。

「片付けますよ」とスタッフが声を掛けると、「何言ってんだ。あんただって男の裸を見たいだろう」と言われました。そこに女性の利用者さんが来て、「男の人はそうかもしれないけれど、女は違うよねえ」と。みんなで笑いました。

そうしたみなさんの姿がすごくイキイキと見えたんです。ちょっと悪いことをしている男の子たち。それをたしなめる女の子。利用者さんたちが、お年寄

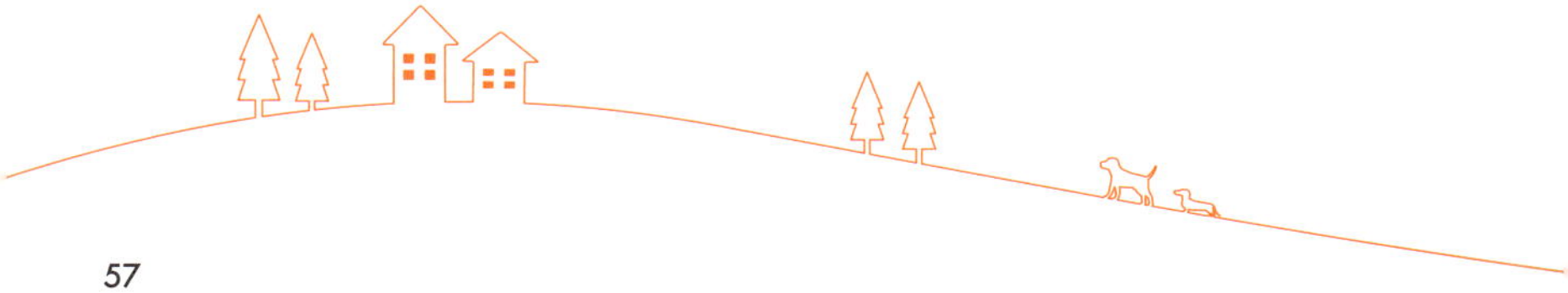

りのぬいぐるみを着た小学生のように見えました。

人のために働く喜び

読者のみなさんは「あんでるせん手芸」をご存知でしょうか。広告チラシなどの紙を細い棒状に丸めて、籠やお皿を編むものです。いまはあまり見かけなくなりましたが、昔はとても流行《はや》っていました。

ある利用者さんが、あんでるせん手芸で籠を編んでいました。「俺はこれをいっぱい作って、それを売った金で箱根の温泉に行く」と張り切って編んでいます。ところが隣の利用者さんが、「そんなものいくら作ったって、目の前の焼き肉屋にも行けないよ」と。かわいそうに。

籠を作っている最中にスタッフが「お風呂に入りましょう」と声を掛けると、彼は籠から視線をそらさず、「駄目だ。俺は仕事があるから」と言いました。

良い言葉ですよね。その言いぶりに、人にとっての仕事の大切さを改めて感じました。「仕事＝プライド」なんですね。現役を引退すると、ゆっくりとした時間を持てるようになりますが、張り合いがなくなることもあるのではないでしょうか。「仕事がある」と言えることがうれしいのだと思います。

私たちのデイサービスでは、仕事をすると「ララ」という単位のお金をもらえます。施設の中だけで使えるお金。ジュースやコーヒーを買ったり、ゲームで使ったりできます。

するとみなさんたくさん欲しいから、「仕事をちょうだい」と言ってきます。仕事といっても、日めくりカレンダーをめくったり、花に水をあげたり、掃除をしたり、簡単なものですが、仕事をしてお金を稼ぐということが大事なんですね。

そうしてたくさんのララを持った方が、ほかの方にジュースをおごったりします。

「俺のおごりだよ」

「ありがとう。いただきます」

使うお金はデイサービス独自のものですが、どこにでもある光景です。

仕事は自分のためでもあるし、人のためでもあります。「重いものを力で」と書いて「動」。「人のために動く」と書いて「働」です。漢字というものは、すごくよくできていますね。

あんでるせん手芸で籠を編んでいた利用者さんも、まさか本気で箱根に行けるとは思っていないでしょう。ほかの利用者さんにプレゼントしたり、持ち帰って家族にあげたりしています。

東日本大震災が発生したとき、日本中、世界中の人が心を痛めました。それはデイサービスの利用者さんたちも同じです。誰もが被災した人のために何かできないかと思っていました。

そこで、古いタオルを持ち寄り、利用者のみなさんと雑巾を縫いました。

「みなさんが作った雑巾を、必ず私が被災地に持っていきます」と伝えると、ほかのことを全部おいて熱心に縫ってくださいました。

そうして実際に被災地へ行って、ヘルパーステーションの看板を探しました。寄せ書きとともに、「デイサービスの利用者さんたちが縫ったんです」とお渡しすると、快く受け取ってくださり、感謝の言葉をいただけました。人の気持ちはきちんと伝わるのだと実感できる出来事でした。

人生でいちばん悲しいことは、人のためにやることが何もないということなのかもしれません。自分の存在価値は、人の役に立つことで感じられる場合が多い。仕事がなくて遊んでいるだけとなれば、自分は何のために生きているのかわからなくなってしまいます。あんでるせん手芸の利用者さんも、箱根の温泉でゆっくりすることではなく、籠を受け取る人たちが喜ぶ笑顔を楽しみにして、編んでいたのだと思います。

「学ぶ」「遊ぶ」「働く」は、どれか一つだけやっていても楽しいものではありません。ずっと遊んでいるだけではお金がなくなってしまい、当然遊べなくなります。学ぶだけでもお金は稼げません。そうとはいえ、働き過ぎれば体を壊してしまって、楽しい人生どころではなくなります。

学んだことを生かして働くから楽しい。働く合間や勉強したご褒美に遊ぶか

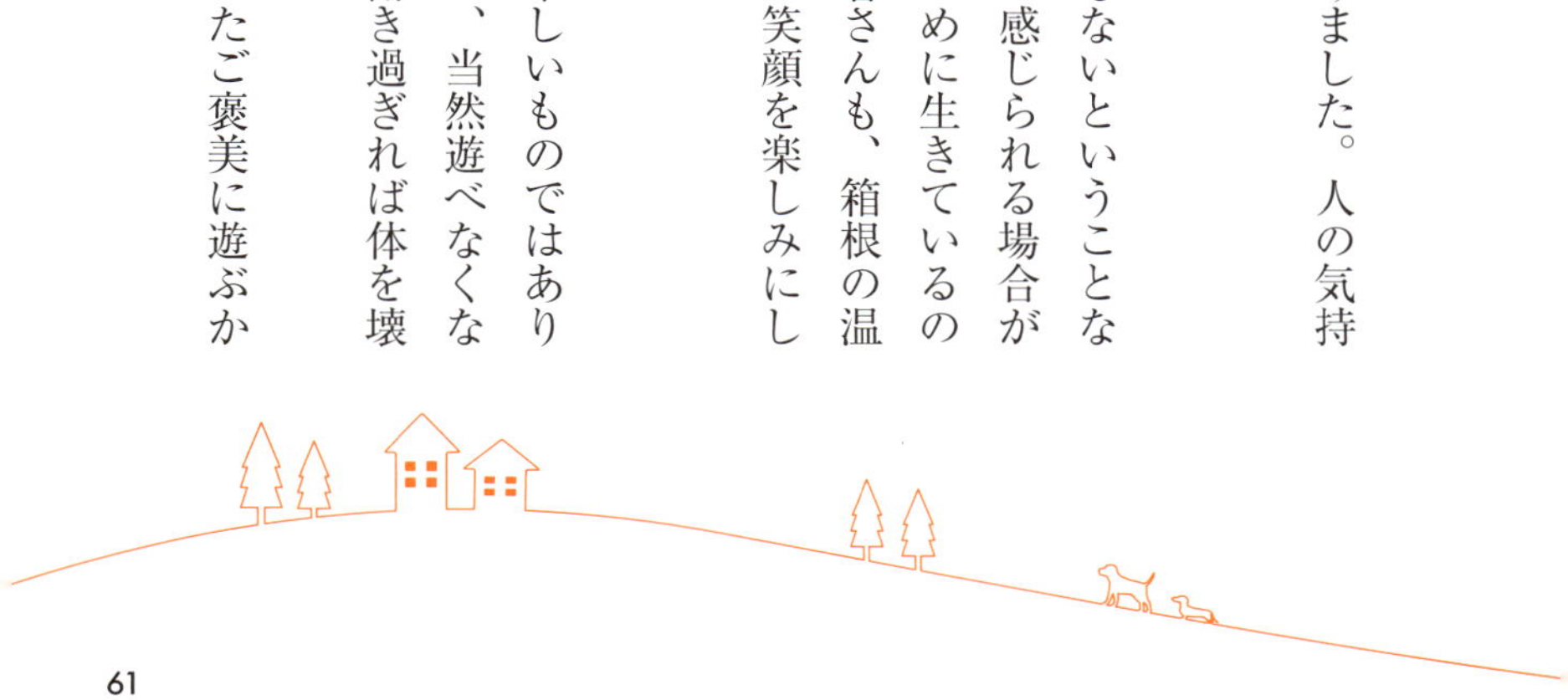

ら楽しい。それぞれをバランス良くやっていくことで、人生が充実していく。
これは高齢者も若者も同じだと思います。

自分で選ぶから楽しい

アップルパイを選んだ終末期の患者

私は以前、アメリカで過ごした時期があり、そのときある終末期の方と友達になりました。

病院にお見舞いに行くと、ちょうど食事の時間。友人はもうまともに食べられない状態だったので、流動食のようなものが用意されるのかと思っていました。でもそうではありませんでした。なんと看護師さんが「今日は何を召し上がりますか?」とメニューを見せたんです。当時の私が知っている日本の医療施設では、入院患者が食事を自分で選ぶことができるなんて、考えられないことでした。

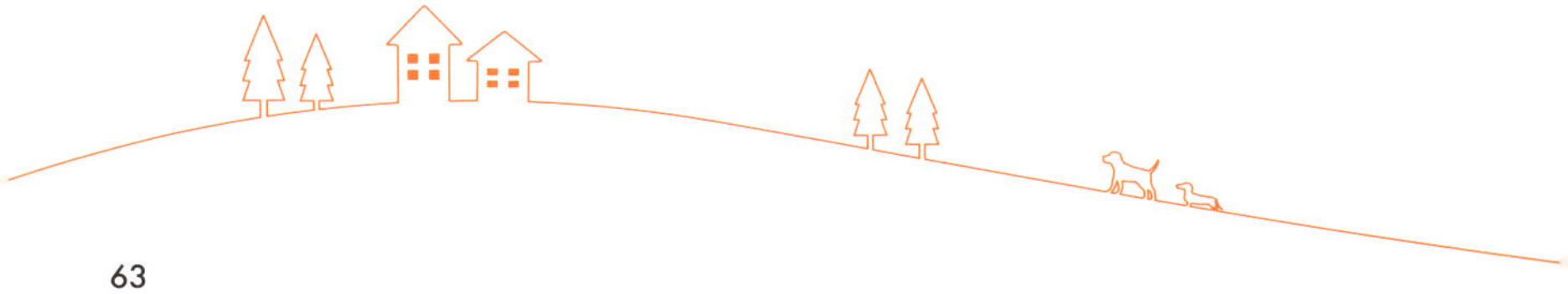

もっと驚くことに、食べられないはずの彼が選んだのは「アップルパイ」。

「いやいや、おかゆでしょ！」と思ったけれど、アメリカにはありませんね。

なぜアップルパイなのかと聞いてわかりました。アメリカでアップルパイは母親の味なんです。日本人が肉じゃがやみそ汁を食べたいというのと同じです。すると本当にアップルパイを持ってきてくれました。とはいえ本人は食べられません。鼻先に近づけて、匂いをかがせてあげる。少しだけ口に入れてあげる。そのためだけに提供するんです。彼は少しのアップルパイを長い時間味わいました。まるでおいしいごはんをお腹いっぱい食べたかのように、満足そうな顔をしていました。


私たちは普段、食事を選べることに対して、特に何かを感じることはありません。でも考えてみれば、日常の大きな楽しみの一つではないでしょうか。今日のランチは何にしよう。帰ったら何を食べよう。それを自分で選べなくなると考えると、とても寂しいですよね。入院患者でも、終末期でも、食事を自分で選びたい。当たり前です。

アメリカでの体験に、私は深く感銘を受けました。でも当時の日本の医療現場では、自分で食事を選ばせてあげることができませんでした。それなら私がやってみよう。日本でケアマネージャーとして働くようになってから、医師と相談して、ヘルパーさんがご本人の望む料理を作るプランを立てました。

ある女性の利用者さんに、「何を召し上がりたいですか?」と聞くと、「もう一度親子丼を食べたいな」と答えました。ヘルパーさんが作ってあげて、匂いだけかがせてあげる。あるいは少し口の中に入れてあげる。飲み込めないけれど、誤嚥《ごえん》しないように味わうだけで口から出してもらって、看護師が吸引器で吸ってきれいにしてあげれば大丈夫です。

残った親子丼は、ご主人に食べていただきました。ご主人も介護が必要な状態ではありませんでしたが奥様に比べると軽度で、自ら奥様の介護をされていました。でも自分の食事まで手が回りません。コンビニ弁当が続いていたご主人は、温かい親子丼をおいしそうに召し上がりました。

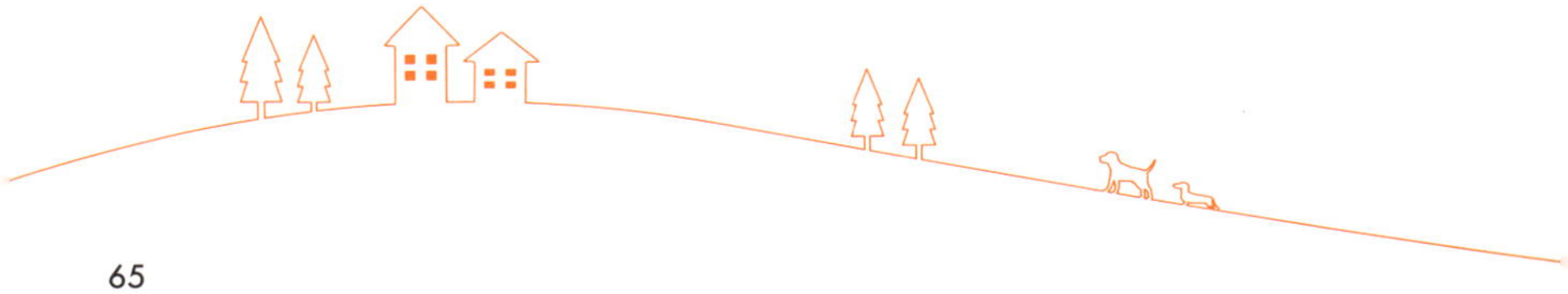

選択の機会が奪われている

「選ぶ」は、ここまでの三つの条件、「学ぶ」「遊ぶ」「働く」を包括するようなイメージです。学びも遊びも仕事も、自分で選ぶから楽しい。無理やり勉強させられていても面白くないですし、興味のない遊びも楽しくありません。仕事も自主性を持って取り組むからこそ、やりがいを感じられるのではないでしょうか。

でも、人生の終盤において、これらの要素、特に「選ぶ」を奪われることが多くなっている現実があります。ほかの介護施設を批判するつもりはありませんが、施設に入ってしまえば仕事を与えられることはまずありませんし、学びの機会も少なくなります。遊びも画一的なもので、自分が楽しいと思うものであればいいけれど、そうとは限りません。

食事は決まった時間にみんなと同じものをみんなと同じ部屋で食べる。ここにいるのが誰でも同じものを食べさせられる。自分がその状況になることを想像すると、あまり気持ちの良いことではないように思います。

選ぶ機会を奪われてしまうと、人はあっという間に自分で物事を考えることを放棄してしまいます。私の知人もそうでした。国に表彰されるような優秀な人だったのに、施設に入ってものの数日で、目がトロンとしてまともに話せなくなってしまいました。

人は1日に3万5000回の意思決定をしているといわれます。その多くはどちらにするか、どれにするかの選択でしょう。普段フル活用している脳の回路を使わなくなったら、その機能が低下するのは当然なのかもしれません。

例えばお子さんから必要以上の経済的援助を受けるなど、何の心配もなくお金やモノが与えられる状態にある人は、選ぶことを放棄してしまう場合が多いように感じます。

それで幸せに生きられるのであればいいのですが、たくさんのお金を持っていても、不満が減るわけではないようです。私はいろいろな人に「いま幸せですか？」と聞くことがありますが、不自由していない人のほうが「不幸せだ」と答えることが多いように感じます。

限られた中ではあるけれど、自分で選ぶ。その連続が生きるということなのかもしれません。

小さな選びが人生の選択に生きる

インターネットの普及によって、いまの世の中は情報が多くなり過ぎています。その分選択肢が多くなるようにも思いますが、私たちは自分で選んでいるようでいて、その実、選ぶことができていません。

例えばインターネットでニュースを見る、買いものをする。数あるサイトの中から自分で選んでいるようですが、実際にすべてチェックして、そこから選んでいるわけではありません。モノやサービスは、私たちが認識しきれないほどに増えています。その中から過去になじみがあるものや、目につくものを選ばされているのであって、自分の考えで選んでいるわけではないのです。

そうした変化が成長にも影響するのではないかと心配に思います。いまの子どもたちの遊びといえば電子ゲーム。ゲーム自体が悪いとは言いませんが、すべて受け身の遊びです。電源を入れてゲームが始まって、決められたやり方で進んでいく。何を使ってどんな遊びをするかと考えることがありません。私たちの小さい頃は、みんな棒切れ一本で楽しく遊んでいました。

私がアメリカでホームステイをさせていただいたお宅には、４歳の息子さんがいました。ご両親は、いろいろなことを彼自身に選ばせていました。

朝食であればパンかシリアルか。パンであればその種類、焼き方。サラダにかけるドレッシングはどれにするか。卵は目玉焼きか、ゆで卵か、スクランブルエッグか。果物は何にするか。飲み物はお茶かミルクか。そうして自分で選んだ分だけ食べさせます。

日本には、こうした習慣がありません。出されたものを残さず食べることが美徳とされますし、「男が料理に文句を言うな」といった価値観もあります。

アメリカが素晴らしい、日本は駄目だと言いたいわけではありませんが、小さな選びを繰り返して訓練しないと、大きな選びもできません。

受験、就職、転職、あるいは最期の時間をどこで過ごすのか。そうした人生の大切な選択を迫られたとき、自分で選んだ経験の少ない人は、他人の意見や世の中の常識に影響されてしまいます。「こうしたい」「これがいい」ではなく、「こうすべき」「こういうものだ」で考えてしまう。実際にそうした選択をして、後悔したという経験を持つ人も多いのではないでしょうか。

最期まで一人の人間

夕日をプレゼントしてくれた女性

「学ぶ」「遊ぶ」「働く」「選ぶ」が最期まで保証されているということ。それは高齢期や終末期の時間を特別扱いしないということになるのかもしれません。

私たちは、「もうおじいさんなんだから」、あるいは「もう俺は老い先短いから」と、老後の時間をそれまでの人生とは切り離して考えてしまいがちです。でも、当然人は死ぬまで自分の時間を生きています。

死ぬ前の一日も、元気な頃の一日も同じ、大切な一日です。死が近づいたからといって、急にそれまで以上に大事な時間になるわけでもなければ、価値のない時間になるわけでもありません。日常は最後の瞬間まで続くんです。

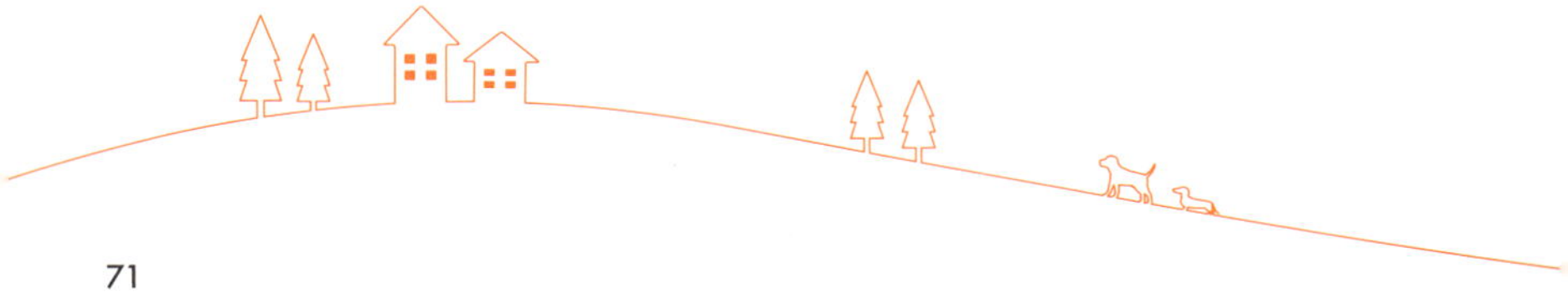

一人でワンルームマンションに暮らしていたゆかりさん。ご主人とは離婚していましたが、80歳を越えてから、素敵な彼氏ができました。

彼女に「ここで最期を迎えたいですか？」と聞くと「ここがいい」とはっきり答えました。近くに住む彼氏も協力すると言ってくれたそうです。親族はおらず、元のご主人も同意していました。そこまで気持ちがはっきりしているのであれば、それ以上聞くことはありません。「私もお付き合いします」とケアが始まりました。


ゆかりさんはのんびりとした人で、空想の世界に入り込むというか、世間離れしたようなところがありました。結構な財産もあったようですが、それに執着することもありませんでした。

周囲の人たちは彼女のことを「もう子どもみたいなもんだから」と言います。認知症の症状が出ていたわけではありませんが、「もともと知能が低かったんだよね」と言う人もいました。そうして子ども扱いしていたほうが、都合が良いわけです。「本人はもうわからないんだから」と、財産の話をすることもできます。

でも、私は、ゆかりさんが子どものようだと感じることはありませんでした。ゆかりさんは感情が豊かで敏感な人です。正しいことと間違ったことがはっきりわかり、自分の気持ちもコントロールできる人でした。そして自分の状態を受け入れ、不満を言わない人でした。

とても天気の良いある日、ゆかりさんは明るい表情でした。「今日は天気が良いですね」とあいさつすると、「朝日がすごくきれいだった」とうれしそう。私が「あの朝日は私からのプレゼントです」と言うと、粋な返しが。

「それじゃあ今日の夕日は私からのプレゼントよ」

子どもがこんなことを言えるわけがありません。とても芸術的でピュアな魅力を持つ女性でした。

誰にオムツを換えてもらいたいか

利用者さんのオムツ交換をする場合は、同性介護が基本となります。看護師やヘルパーには女性が多いため、実際には男性の利用者さんのケアに女性が入ることが多いのが現状ですが、なるべく同性に担当させるようにしています。

熊二《くまじ》さんのオムツ交換も、男性スタッフが担当することになりました。そのことを熊二さんに告げると、「なんで男なんだ！　女にさせろ！」と拒否しました。

これはある意味、セクハラになるような気もして、最初は断りました。「どうして女性がいいんですか？　男性にさせてください」とお願いすると、いったんは受け入れてくださったのですが、「俺は男に尻を触られるようになってしまったのか」と落ち込んでしまいました。急に元気がなくなって、ご飯も食べられなくなってしまいました。そうして慌てて女性のスタッフに担当させるようにしました。

その背景には、彼の戦争体験があったようです。兵隊としての日々が続く中で、同性の性行為の相手をさせられる男性もいたそうです。「男に尻を触られる」にはそういう意味もあったのかもしれません。

私たちが熊二さんの背景をしっかりと理解していれば、最初から女性に担当させることができたのかもしれません。でも、ほかの利用者さんと同様、同性のほうがいいだろうと思い込んでしまった。女性の担当を望むことを、セクハラだと感じてしまった。とても反省させられる出来事でした。

ベッドの上でマッサージをする

食品会社の会長、武雄《たけお》さん。会社はすでに息子さんに任せていて、悠々自適の生活でした。でも70歳のときに脳梗塞《こうそく》で倒れ、退院後、私が訪問看護師として担当することになりました。

武雄さんはとても男前で、奥様にとっては自慢の夫でした。「あの人、あれだけ良い男だから胸像でも残しておけないかね」とまで言います。「それを見たいのは奥様だけですね」と言いたかったけれど、さすがに言えませんでした。

脳梗塞の後遺症で体の一部を動かすことができなくなったため、節々が固まってしまわないようにリハビリをすることがありました。武雄さんがベッドの上に寝て、私が覆いかぶさるようにして足を動かす。すると部屋に入ってきた奥様が私たちを見て、「あっ」と小さく叫びました。そしてサッと部屋を出ていきました。

そのとき、私もハッと気付きました。病院だったらベッドの上に看護師や理学療法士が乗ってリハビリするなんて当たり前だけれど、ここは自宅です。そして武雄さんは男性で私は女性。ベッドの上で足を持ち上げていたら、奥様が動揺してしまうのも当然です。すぐに奥様を呼んで、「ここが固まってしまうから、こうほぐすんです」と、説明しながらリハビリすると、奥様も納得されました。

これらの経験が、私にとって大きな学びとなりました。高齢者でも、病気を患っている方でも、みなさんそれぞれに人格を持った人間です。病気になったからといってひとくくりにできるわけではありません。そして、ご本人もご家族もそれまでと同じ日常を過ごしていて、その中に私たちは関わらせていただいている。そのことは重々わかっていたけれど、どうしても忘れそうになるときがある。利用者さんたちに、大切なことを改めて教えられました。

「最期まで幸せ」を叶える施設

なるべく自宅に近い環境を

私たちはいま、新しく有料高齢者・障がい者住宅の開設を進めています。

理想を言えば、誰もが在宅で亡くなることができるよう、社会がフォローできる体制をつくることがベストです。でもやっぱり限界があるので、施設を作るしか方法はない。そうした側面もあります。

自宅で過ごせるのがベストだけれど、施設も必要です。であれば、なるべく自宅に近い環境の施設を作ればいいと考えました。「そろそろ施設に」となると、いままで住んでいた所から遠く離れた場所で、それまでとは大きく異なる生活を余儀なくされるケースが多いんです。施設を作るには広い土地が必要なので仕方ない部分もありますが、入居者にとっては急に環境が変わってしまうことになります。

私たちの施設では、特別養護老人ホームやサービス付き高齢者住宅ではなくて、共同住宅の形式を考えています。アパートを借りるのと同じ。いろいろな制度や知恵を活用して、なるべく普通の生活ができるようにします。

そうした点で、私たちが事業をしている町田市はぴったりだと考えています。町田駅の周辺は、「西の歌舞伎町」と言われるように活気がある地域です。駅から少し離れると閑静な住宅街。緑や公園もたくさんあり、タヌキが生息する里山もあります。

都会の便利さと自然の豊かさが、ちょうどいいバランスで混ざり合う街です。都会に暮らしていた人も、郊外で暮らしていた人も、すぐに馴染めると思います。医療、介護の面でも充実しており、市民にも住みやすい街であると考える人が多いようです。

それから、なるべく年金の範囲内で生活できるということ。これも大事です。

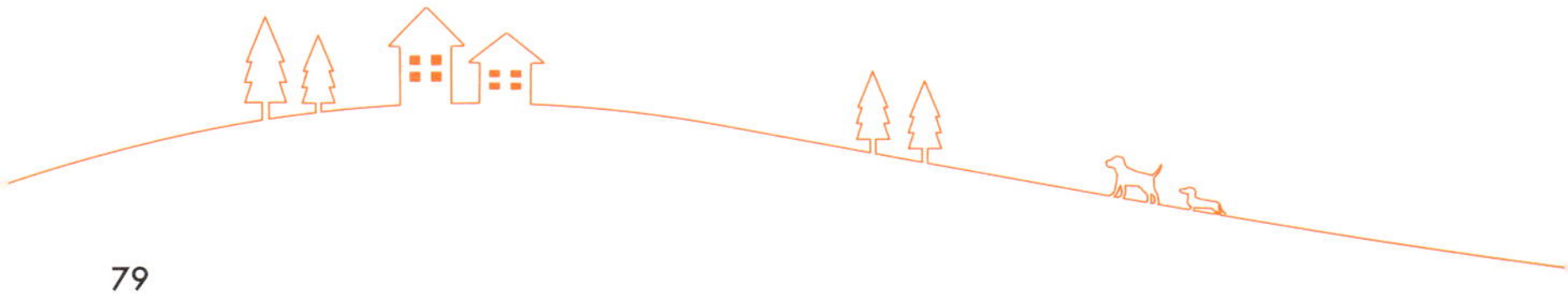

世の中には豪華な施設もたくさんあり、お金さえ払えば至れり尽くせりのサービスをしてくれるところもあります。でもそれでは対象が限られますし、豪華な施設やサービスを受けることが自宅に近い環境かといえば、そうでもないと思います。もちろん、どんな水準の生活を望むのかは人それぞれなので、希望に合わせて選べる料金帯を用意します。

以前、夫の事業の関係で２泊３日の豪華な旅行に誘っていただいたことがあります。有名旅館で絶景の温泉に入り、広い和室でたくさんのごちそうをいただきました。

家に帰ると夜遅くなっていたので、夕食は簡単にと思い、冷たいごはんと作り置きのかぼちゃの煮物を食べました。それが信じられないくらいのおいしさでした。昨日までタイやヒラメを食べていたのに、それよりもかぼちゃがおいしい。比べ物にならないんです。これが家で暮らすということなんだと感じました。

豪華な施設で朝昼晩とごちそうを食べることも素晴らしいとは思いますが、それが毎日続くと考えると、少し肩が凝るような気持ちになります。やっぱり慣れ親しんだ味のものを食べて、気兼ねなく過ごせる環境が欲しいと思います。

四つの条件を保障する

なるべく家に近い環境を準備して、幸せの四つの条件を保障する。それが私たちの目標です。

学びは本格的な教室でなくても構いません。スタッフが得意なことを教えてあげるのでも十分。ネイティブレベルの英語を話せるスタッフもいます。社会福祉協議会などを通してボランティアの方に来てもらうこともあり、中には元大学教授の方もいらっしゃいます。

もっと身近な、スタッフの友人や利用者さんのご家族に教えてもらうこともあります。教えることはいろいろ。英会話、古典、風船アート、腹話術なんかもあります。こうした取り組みは、隠れた社会資源の掘り出しにもなると思います。

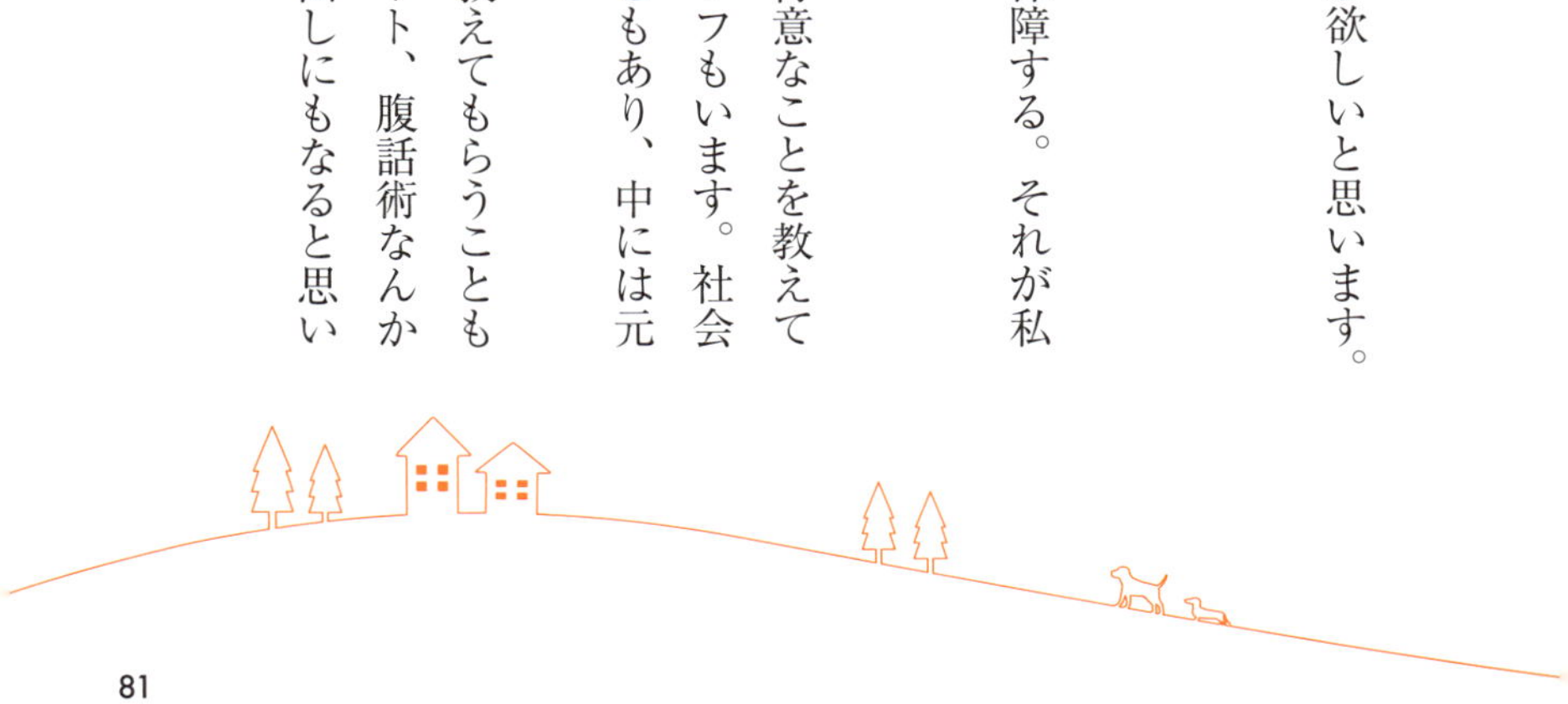

本格的な先生に高いお金を出して教えてもらうのもいいかもしれませんが、それで入居金が高くなってしまっては本末転倒です。それに、ネイティブにも通じる発音、正しい文法に基づいた古典文学、専門家を目指すなら別ですが、そこまでの知識よりも、日常の学びはもっと楽しく気軽であっていいと思います。

いつものお喋りの中でも学びはたくさんあります。ガソリンがいくらになった。いまは韓流が流行っている。もう「アベック」なんて言わないんですよ、「カップル」です。そうした生活に根差した情報を、みなさん知りたがっています。

遊びは現在デイサービスで実践しているものを含め、たくさん考えられます。麻雀、将棋、簡単なスポーツもいいし、談話室にみんなが集まってお喋りするのでもいい。施設として具体的に考えているのは図書館です。高齢者の方にも本が好きな方はたくさんいます。

仕事もたくさんあります。地域のイベントのために紙芝居を作ってもらう。子どもたちの前でそれを読んでもらう。共有スペースの簡単な掃除などもお願いする予定です。

先ほどお話ししたデイサービスの「ララ」を稼ぐ仕組みもそのまま流用しようと思っています。使い道を拡大して、地域のお店でも使えるようにお願いする予定です。その地域でしか使えない割引券のようなイメージです。

そして自分で選べる。部屋では自分たちの使いたい家具を使うことができますし、配置も防災上問題のない限りは好きなようにできます。

食事もできる限りバラエティーを持たせるようにしていきます。アメリカの施設では、肉か魚かはもちろん、パンの焼き方、ドレッシングの種類まですべて選ぶことができていました。同じようにするのは難しいけれど、まずはデザートから選べるようにする予定です。そうしてだんだんとステップを進めていきたいと考えています。

お金と幸せは無関係

最後までお金を争った姉妹

人生の幸せを考える上で、必ず関わってくるものがお金です。お金があれば何でもできるという人もいれば、お金がなくても幸せになれるという人もいます。ここでは、人生にお金がどう影響するのかを、私なりに考えてみたいと思います。

ある高齢女性。先に亡くなられたご主人から大きな財産を相続していました。彼女には2人の娘さんがいました。広い土地の中に、それぞれの豪邸が立っています。恵まれた環境と言えますが、この姉妹の仲がとにかく悪い。いつもお互いの悪口を言っていました。

いさかいの原因はお母さんの財産。お姉さんは妹がお母さんの家に行くのではないかと常に見張っています。何か高価な物を持っていってしまうのではないかと、気が気ではありません。もちろん逆も同じです。お母さんが亡くなるまで、それは変わりませんでした。

そんな状況ですから、お母さんも遺産の話をできなかったのでしょう。結局はっきりとした遺書や遺言もないままで、相続については相当もめたそうです。

そんな姉妹２人そろって、70代を過ぎた頃に病気になってしまいました。それでも２人は和解しようとしません。自分の残りの人生も短いのに、争いにしか時間を使わないんです。

こうした家庭を、私はすごく貧乏だと感じます。お金があるがために、貧乏になってしまう。それだったらお金がないほうがいいのではないかとさえ思います。

1カ月の食費は1万5000円

私が専業主婦だった頃の話です。夫は会社経営をしていたのですが、業績が伸びずに収入が途切れた時期がありました。私には6人の子どもがいますが、当時はまだ3人。いまの半分の人数とはいえ、育児は大変です。私が働きに出ることは考えていませんでした。何とか工夫して生活費をやりくりしていました。

「衣」「食」「住」のうち、「衣」は人からもらえばどうにかなります。「住」のためのお金を差し引いた残りで、食費や子どもたちの医療費もまかなわなければいけません。

なんとか捻出できたのは、月2万円。あらゆる方法を考えました。

子どもは育ちざかり。カルシウムが必要だけれど、牛乳は高いのでスキムミルクです。煮干しを細かくして食べさせたりもしました。豆腐を買って半分ずつ食べる。漁港の近くに住んでいたので、漁師さんから獲れ過ぎた魚をもらう

ために船の帰りを待ったり、パンの耳をもらうためにパン屋さんへ行ったりすることもありました。

パンを買って耳をもらうのは恥ずかしくないけれど、耳だけもらいに行くということはとても恥ずかしいことでした。子どもたちを育てるためだ、恥ずかしいことではない、と自分に言い聞かせてお願いしました。

考えられる限りの節約をして、安くおいしく食べられるレシピをいくつも考えました。そうして結果的に、ひと月１万５０００円で生活できた。これが私の大きな自信になりました。

ビール瓶１本15円

その後も夫の収入が高くなったかと思えば、また低くなる。そうした時期が続きました。いちばん苦しかったのは、４人目を妊娠しているとき。そこで学んだのは、お金をつくることでした。

それまでも看護師として働いていましたし、学生時代のアルバイトも経験していました。でも働いてお金をもらうことしか知らなかったんです。

いまはどうかわかりませんが、昔はお酒の瓶を酒屋さんに持っていくと買い取ってもらえました。ビール瓶が15円、一升瓶が10円だったでしょうか。家では子どもが泣いているから、ちょっと出て集めてすぐ戻るの繰り返し。つばめの親がヒナのために餌を集めるのに似ています。

近所のゴミを集めると、１回で１００円、多いときで２００円くらいになりました。その気になれば、どこからでもお金をつくることができるとわかったのは、すごく新鮮な経験でした。

当時、私は富山の夫の実家の近くに住んでいました。あるとき、瓶を拾っているところを近所のおじさんに見られました。早く通り過ぎてくれればいいのに、ずっとこちらを見ている。その日は地域のお祭りの翌日でした。瓶がたくさん捨てられていたので、私もやめることができません。おじさんの視線を居心地悪く思いながら集めていたら、結局５００円くらいにもなりました。

酒屋さんでお金をもらったとき、このお金を食費にするのはあまりにも惨めだと感じました。おじさんの視線が背中に張り付いているような感覚が消えなかった。そうして、すべて教会に寄付しました。

自分の食費のために瓶を拾うのは惨めだけれど、神様のためだと思えば惨めではありません。神様のためということは、自分よりもっとお金を必要とする人のためだということです。

そのおじさんは夫の両親と仲が良かったので「お宅のお嫁さんが瓶を拾っていた」と言われるだろうと思っていました。でもおじさんは言いませんでした。私は当時、近所に住む女の子に英語を教えていたのですが、おじさんはその子に「刑部《ぎょうぶ》さんのお嫁さんのようになれ」と言ってくれていたそうです。

毎日の瓶拾い。もちろんいまはやっていません。ある日、やめるきっかけがありました。私が瓶を拾っているところを夫が見つけて、「家に帰ろう」と言ったんです。夫は私が瓶拾いをしていることをもちろん知っていましたし、一緒に瓶を集めたこともありました。ただこの日は、私の背中を見て何か思うことがあったのでしょう。

そうして家に帰ったら「明日から一切拾うな。僕の収入を2倍にする」と宣言しました。その言葉がすごくうれしかったです。

そこから本当に夫の収入が安定するようになりました。事業もうまくいくようになって、ある程度お金の余裕もできました。それでも２人で歩いていて瓶を見つけると、あれで10円、15円と数えてしまい、なかなかその感覚が離れませんでしたが。

笑って食べたしゃぶしゃぶ

瓶を拾って暮らしているとき、私はまったく不幸ではありませんでした。すごく幸せでした。あんなに幸せだった時間は、いまだにありません。

街を歩きながら瓶を拾う毎日にも、忘れられない贅沢がありました。

瓶を拾って酒屋に行って、その帰りにスーパーに寄るとしゃぶしゃぶ用の豚肉が半額の２００円に割引されていました。子どもを寝かせてから、夫と２人だけでしゃぶしゃぶを食べようと思い付きました。カセットコンロなんて持っていないので、台所のコンロの前に椅子を二つ並べて。

子を持つ親であればみんな同じだと思いますが、私たちも普段は自分たちよりも子どもたちにおいしいものを食べさせたいと考えていました。隠れて食べたのはこの一回だけです。

でもその一回が、もう、本当にうれしくてうれしくて。隠れて悪いことをしているような感じが、楽しくて仕方なくて。私たちは笑いながらしゃぶしゃぶを食べました。その瞬間、私たちは間違いなく、世界一幸せな夫婦でした。

その後、結婚記念日には、年齢の低い子どもを上の子に頼んで、夫と2人で食事に出かけました。家に帰ると、子どもたちが玄関で待ち構えています。私たちの服や体に付いた料理の香りを嗅いで、幸せそうな顔。

「何を食べてきたの？」

「お肉だよ」

「お母さん、おいしかった？」

「おいしかったよ」

「良かったね」

お金がない中でも、こうしたことを大事にする意識は、私たち家族にとって大切なことだと思います。

いまは普通にしゃぶしゃぶを食べることができます。それでも真夜中のしゃぶしゃぶを思い出すと、夫も私も幸せな気持ちになります。お金があるかないか。それと幸せかどうかは別の話だと思います。

お金はとても便利な「モノ」

もちろんお金がいらないとは言いません。どんな人にとってもお金は絶対に必要なものです。私のように事業をやっていれば働いてくださっている人への給料が必要です。「お金のためではない」といったきれい事では済まされないこともたくさんあります。

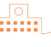

それに、お金を稼いで大きなダイヤモンドを買うということが、人生の目標であってもいいと思います。ダイヤモンドにふさわしい人間になりたいと願うことで、自分を高めていくこともできるのではないでしょうか。それで幸せになれるのであれば、素晴らしい人生です。

ダイヤモンドを作る人や売る人にお金を支払うことによって、彼らの生活が成り立つということもあります。お金には大きな価値があるんです。

お金の素晴らしさとして、愛情のやり取りができるという点も大きいと思います。

先日孫から手紙をもらいました。私の長女はいま6人目を妊娠中。看護師をしているけれど、産休中は給料が少なくなります。そうして子どもたちにも、自分のものは自分で稼いで買わなければいけないと伝えたそうです。

すると小学校1年生の孫が私の所に来て「おばあちゃん、お仕事ちょうだい」と言うようになりました。家の荷物の片付けを頼むと、小さな女の子が重い荷物を一生懸命運んでくれます。お礼に５００円あげると、手紙が来ました。

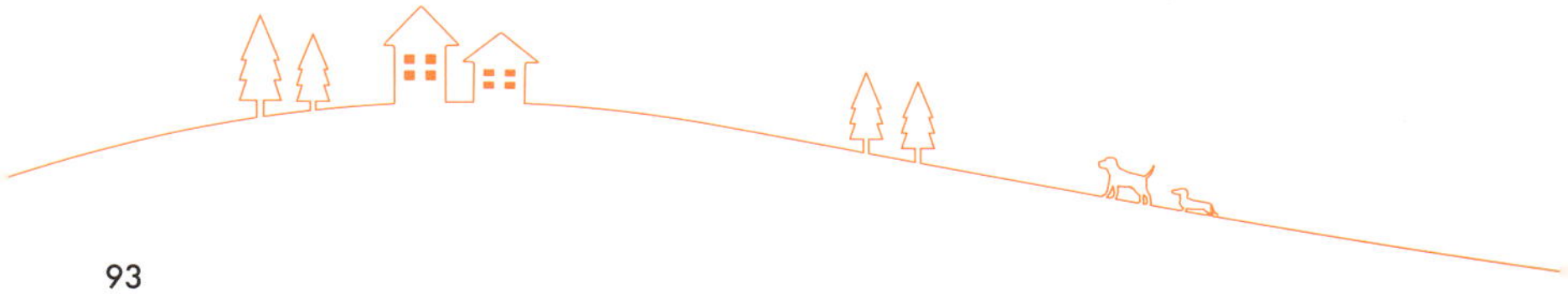

「おばあちゃん、私たちに優しくしてくれてありがとう。それと、ときどきお金をくれてありがとう」

お仕事をちょうだいと頼む孫に、「お金がないの？　じゃあこれ」と1万円渡すこともできます。でもこれは、子どもをぶっているのと同じです。愛情でもなんでもありません。

子どもを駄目にする方法は一つだけ。必要以上に与えることです。植物に水を注ぎ過ぎるのと同じ。努力して何かを得ることで喜びを感じる。その経験を大切にしてあげなければいけません。子どもがたくさんいる中、私たちが少しのお金で暮らしていたのも、神様が私たちを信じて与えてくれたチャレンジだと思っています。

お金は生活をする上で絶対に必要で、他人を豊かにしたり、愛情を伝えたりすることができる、とても便利な「モノ」です。道具です。

道具ですから、見せびらかすために持つことに意味はありません。その使い方にも注意が必要です。便利であるがために、いろいろな意味が付いてきますし、持つ人の考え方を変えてしまうこともあります。そのことを、常に忘れないようにしていたいと思います。

第3章

すべての選択が正しい

死は特別なことではない

大きな存在から差す光

私は中学生の頃、いじめに遭っていた時期がありました。いつも図書室に逃げ込んでいて、気が付くと図書室のほとんどの本を読んでいました。

そうして古今東西の名作を読むうちに、作者たちが何かを伝えようとしているように感じました。文章はそれぞれに違うけれど、同じものを伝えようとしている。私は美術や音楽も好きで、絵画を見たりクラシックを聴いたりするときも、同じ感覚を持ちました。

これはいったい何なんだろう。ある日、中学校から下校するときにはっきりとわかりました。私たちの頭の上には、何か大きな存在があって、そこから何本もの光が差している。その風景がはっきりと見えたんです。

その光を通っていけば、大きな存在へとたどり着く。どの光を通っても、同じ所へ行くことができる。その光が、ある人にとっては本であり、ある人にとっては絵であり、ある人にとっては音楽である。そうわかったんです。

どの世界でも同じです。みんなその場所に近づこう近づこうとしています。いまの私も同じ。利用者さんや障がい者の方から感じるキラッと光ること。救われるような言葉。それを通してあの場所へ行こうとしているんです。

この大きな存在は、常に私たちを見てくれています。子どもの頃、山道ですべって崖から谷に落ちそうになりました。木の根につかまって止まったけれど、手を離したらそのまま落ちて川に流されてしまいます。「助けて」と願ううちに、何とか這い上がることができました。

そうして家に帰ると、母が「おかえり。ごはんだよ」と迎えてくれました。私が命懸けで帰って来たなんて誰も知らないまま進む日常がそこにあったんです。

後から考えれば、子どもの力では這い上がることなんてできないような崖でした。それでも「助けて」と願えば助けてくれる。そうした理屈ではない力を感じることがたくさんありました。

死と誕生は似ている

この世界には何か大きな存在があって、みんなそこへ近づこうとしている。でもその大きな存在の形は定まらず、私たちはいつもその一面しか見ていない。この感覚は何だろうと、ずっと疑問に思っていました。

それが看護学校の病院実習で、お産の現場と死の現場を見たときに一つわかりました。自分が昔から持っている感覚がしっくりと腑に落ちたんです。

私が感じたのは、生まれることと死ぬことは同じだなという感覚でした。みんなに「頑張れ、頑張れ」と励まされて子どもは生まれてくる。みんなに「ありがとう、ありがとう」と感謝されてあの世へと旅立つ。それがとても似ているように思えたんです。向こうからこっちに来るか、こっちから向こうへ行くかの違いだけです。その通り道が、私の見た光だったように思ったんです。

それから数年後、自分自身が初めてのお産を経験しました。とても苦しかった。お産は母親だけではなく、子どもも苦しむのだと知りました。頭がい骨を圧迫されて、狭い産道を抜けてやってくる。それは苦しいはずです。最初に泣き声を上げて、肺に空気を入れる。それが勝利の声に聞こえました。

新しい世界に行くときには苦しみがあります。死も誕生も同じように、自分だけではなく、ほかにも苦しんでいる人がいる。一緒になって苦しんでいる人がいる。そうしてやっと向こう側へ行けたとき、そこにあるのは「良かったね」「お疲れ様」という祝福なのかもしれません。

死ぬことは最後の喜びだという人もいます。わがままも言えるし親族も集まる。自分のメッセージも伝えられます。宗教家だからということもあるかもしれませんが、私も死ぬことを楽しみに思うことがあります。しっかりと準備をして、最高の状態でその日を迎えたいと思っています。

死の先にも同じ生活がある

私たちの教会では、いのちは永遠だと教えられます。死とはこの部屋から襖の向こうに行くだけ、卒業と同じです。その先にも道は延々と続いています。死の向こう側にある世界は、いま私たちが生きている世界と何ら変わりはありません。違いは肉体を持たないということだけ。勉強しなければいけないし、努力しなければいけない。人のために働かなければいけません。良いこともあれば悪いこともある。これまでと同じように生活が続いていくんです。

そう言うと怪しく思う人もいるでしょうが、この広い宇宙のどこか、別の銀河系に、地球人と同じように暮らしている人がいるかもしれない。それを否定する人はいないでしょう。正しく言えば、自分の知らないことを否定はできません。死んだ後の世界も、同じではないでしょうか。

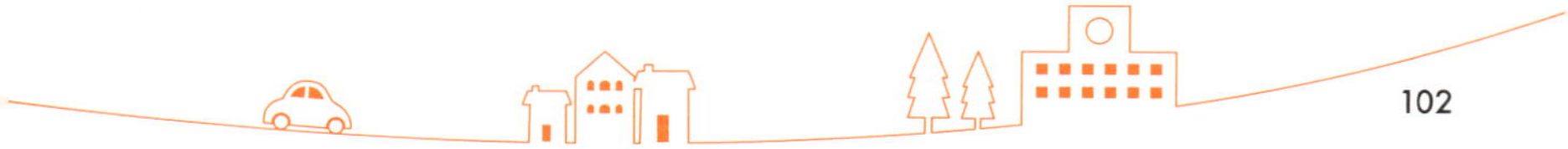

いのちが永遠に続くと考えれば、死とはただの物理的な現象に過ぎなくなります。血圧が下がり、呼吸が弱くなって、意識がなくなる。どこかで呼吸が止まり、心臓が止まる。それだけのことです。

何かが消えるように思いますが、物質的には何も消えません。体を燃やして灰になっても、埋めて土に還っても、形は変えるけれど消滅するわけではありません。日本には「〇〇塚」という地名がたくさんあります。これはかつてのお墓の名残です。その土地には、たくさんの人々の遺体が埋まっているわけです。私たちが花を植える土も、誰かの体の一部かもしれません。

もちろん死には悲しみが伴います。死んだ後でもまた再会はできるけれど、一時的な別れをしなければいけない悲しみです。その悲しみだけにとらわれることなく、しっかりとお別れをする。そのために最期の時間をどう過ごせばいいか、何を選べばいいのかを、本章ではお話ししていきます。

いのちの終わりに責任なんていらない

アメリカで出会った訪問看護師

私が看護師になったのは、子どものときから病弱な母を見ていたからかもしれません。そうして合格できそうな看護学校を選んで受験しました。めでたく合格し、順調に看護師試験にも合格しました。

若い頃はやっぱり多くを学びたいと考えますし、忙しくキビキビと働く仕事にあこがれます。病院であれば、外科病棟や集中治療室など。私もそうした部署で経験を積んでいきました。

病院では、医師との勉強会があります。医師は英語のテキストを見ているのですが、私たちは日本語。でも私たちが見ているデータと医師の見ているものとが違います。数字が違うのでそれがわかるんですね。

すると医師が、「看護婦さんたちの資料は古いですからね」と当たり前のように言いました。原著が翻訳されるのに5年かかるために、データに違いが出てくるそうです。それがすごく悔しくて、これは英語を学ばなくてはいけないと思いました。就職してから2年足らずでアメリカに行って、勉強しながら向こうの病院で働きました。

私はお年寄りが大好きです。アメリカに行っても、すぐに公園に行ってお年寄りとお友達になろうとしました。そこで優しい女性と出会って、そのまま何の迷いもなくお宅についていきました。

友達になったバイオレットが住んでいたのは、高齢者だけが住むシニアタウン。いまは日本にも同様の街ができていますが、当時はそんな地域があるのだと驚きました。私にとっては夢のような街です。そこに行けばたくさんのお年寄りと交流できます。

バイオレットはだんだんと病気が進んでいたようです。ある日自宅に行くと、見知らぬ女性がいました。「彼女は？」と聞くと、ナースだと言います。

そのときの私は、在宅看護のことを、その概念は知っていても、具体的には何も知らないのと同じでした。日本にも往診医はいて、私の祖母は在宅で亡くなりましたが、訪問看護師の存在は知りませんでした。なぜナースだけで家に訪ねてくるのかと不思議でした。

バイオレットの家では、ナースが来る前と帰った後の空気がまったく変わりました。体調が悪くなると、本人も周囲の人も、やっぱり不安になります。そこに暖かいケアで安心感を与える。病気に対する処置ももちろんですが、ナースの優しい働きに魅力を感じました。

その後のアメリカ滞在中、私はボランティアで病気の高齢者のお宅へ訪問するようになりました。当時私は23歳。日本人は若く見られるのでちゃんと看護師としての空気を出せていたかわかりませんが、みんな喜んでくださいました。

血圧なんて測らなくていい

アメリカで出会った男性と結婚した私は、専業主婦を14年間続けました。その後は教育費が必要になり、さあ、働こうとは思ったものの、14年間のブランクは大きい。自分が看護師免許を持っていることさえ忘れそうなくらいでした。それでも働けるところを探さなければいけません。そうしてまずはボランティアをしながら感覚を取り戻そうと考えました。そこでうまくいけば働き口も見つかるかもしれません。

保健所に電話すると、「ボランティアは募集していないけれど、訪問看護師をしないか」と勧められ、神経難病の方々の訪問看護を始めました。病院勤務時代の経験はありましたが、ブランクもあります。それに在宅では医師をすぐ呼ぶこともできません。あらゆることが病院とは違う。一つひとつ学びながら働きました。

しばらくすると町田医師会の訪問看護ステーションが開設して、私は迷わずそこのスタッフになりました。アメリカでの経験から思い描いていた自分なりの理想の在宅介護。それを実現できることをうれしく感じました。

その訪問看護ステーションの利用者には多くの重病者がいました。それぞれのご家庭に合わせることに試行錯誤の日々でした。

私は急性期の病院で訓練されていたので、呼吸が止まったらすぐに人工呼吸、心臓が止まったら心臓マッサージです。

心臓停止したある方に、蘇生のための胸部圧迫をしたところ、ご家族に突き飛ばされたことがありました。「おばあちゃんに何をするんだ！」と。

その方のためを思って、必死に処置していたのに、ご家族に拒否された。そのことが本当に悲しかった。医師が「いまのは心臓を動かそうとしたんだ」とかばってくれて、ご家族はその行為に関しては理解したけれど、私のことは許してもらえませんでした。ご臨終になってお宅をあとにするまで、ご家族は私のことを一切無視でした。後日お花を持って伺いましたが、家にも入れてもらえませんでした。

そのとき初めて、「そうか、家で死ぬのって病院とは違うんだ」と痛みをもって実感しました。どうすれば良い最期を迎えさせてあげられるんだろう。外国で訪問診療の経験を持っている医師に相談したら「血圧も測らなくていいんだよ」と言われて、とても驚きました。「血圧を測らない？　看護師でありながら数値を把握しなくてもいいんですか？」。すると「しっかりその人を看て、必要なことをしてあげればそれでいいんだ」と。在宅で看取るということは数値を集めることではない、穏やかに見送ることだと教えられました。

最後に「苦しい」とつぶやいた女性

当時の訪問看護ステーションでケアをした利用者さんのお話です。

友喜《ゆき》さんは１００歳を越えた女性。笑顔がとてもチャーミングでした。認知症も進み、息子さん夫婦が自宅で介護をされていました。

少しずつ体が弱ってきて、ご飯も食べられなくなりました。そろそろ看取りのことを考えなければいけません。ご家族の意思を確認すると、このまま在宅で最期まで看たいと。この時代では珍しい決断だったと思います。

無理に栄養を取らせることはしないため、友喜さんは当然痩せていきます。血圧も下がってきて、あと1時間、2時間のいのち。中学生のお孫さんの白いパジャマを着せてもらって、みんなに手足をさすってもらいました。少しずついのちの活動が弱くなり、自然と亡くなっていく。そんな穏やかな時間を過ごしていました。

するとそこに医師が入ってきました。周りを見渡した後に、私を睨《にら》み付けて言いました。
「なんだこれは、餓死じゃないか」
その瞬間空気がガラッと変わりました。私は頭を殴られたような気持ち。ご家族も動揺しているのがわかります。みんな立ち上がり、どうするんだと話し始めました。やっぱり医師の言葉は強い。「餓死」という言葉に驚いて、それは大変だと救急車を呼ぶことになりました。

救急車に乗せられてしまえば延命処置です。気道確保のために口から管を入れられる。ほとんど意識もなくなっている友喜さんが「苦しい」とつぶやきました。それが結局最後の言葉に。搬送された病院で、数時間後に死亡確認されました。

いまだったら家族が本人の意向として「管を入れないでください。救命しないでください」と言うことができますが、当時は1分でも1秒でも長く延命することがスタンダードでした。

それに在宅医療に理解があって、連携できる医師も少なかった。それでも死亡診断者を書いてもらわなければいけません。友喜さんが亡くなったのはゴールデンウィークの前日。その医師は翌日から海外旅行の予定でした。別の医師を探して訪問してもらうことも、当時はすぐにはできない状況でした。仕方がなかったのかもしれません。

この出来事が、私が事業を立ち上げるきっかけとなりました。

友喜さんが亡くなったときの、医師の言葉が耳に残りました。

「責任を持てないからね」

責任を持てない？　そうか、私たちは責任を持てないんだ。じゃあ誰が責任を持つんだ？　在宅で死を迎えようとしたとき、誰がどんな責任を持つんだろう。

そう考えたときに、誰も何の責任も持たなくていいことに気が付きました。人が死ぬということ。それはずっと昔から繰り返されてきたいのちの循環。当たり前のことです。そこに、そもそも責任なんて存在しないのです。

「どうしたいか」で考える

自宅でなければできないこと

私は多くの人にとって、自宅で最期を迎えるのは素晴らしいことだと思っています。

施設や病院と比べて、まずは選べる幅が大きい。その日その時間に何をするかも、食事も自由に選べます。その上で、自分の好きなものに囲まれて最期の時間を過ごすことができる。

それに、人が人生の最期に望むのは、住み慣れた家の中でしかできないことが多いんです。

自分の死を悟ったとき、何をしたいと考えるのか。多くの人が望むのは、ごく普通の生活です。元気なときに想像するような、世界旅行をしたいとか、食べたことのないものを食べたいとか、そういったことを望む人は少ないように思います。

みんな、それまでの生活の延長線上で死にたいと考えます。庭の草むしりをしたい、畑を耕したい、自分の部屋を掃除したい、洗濯物を畳みたい、自家製の漬物を食べたい。

訪問看護を担当していたある男性に「何がしたい？」と聞いたら、「若い女が欲しいな」と言いました。頭をこつんと叩くふりをすると、舌をペロリと出しました。そういう人もいます。

読者のみなさんは、どんなことを想像するでしょうか。

漠然とした不安を明確にする

自宅か、施設か。私たちがご本人やご家族にどちらかをおすすめすることはありません。

自宅で家族に看てもらうよりも、施設で気兼ねなく過ごすほうがいいという人もいるでしょう。特に都会ではずっと同じ家に住んでいるのではなく、ライフステージに合わせて住居を変えている人が多い。そうした人たちの中には、引越しと同じ感覚で施設を選ぶ人もいます。

自宅を望むのであれば、ご本人も家族も、まずは覚悟が必要です。最近は「頑張らない介護」というような考え方もありますが、誰かが頑張らなければいけない。これは事実です。出産や育児と違い、介護は終わりが見えません。終わりを望むものでもない。そのことも、大きな負担となってきます。

そうしたことから、自宅で看ることを不安に思う人もいます。自分たちの生活があって、仕事もあって、その中で本当に最後まで看ることができるのか。そう考えるのは当然のことだと思います。

でも想像以上に、行政や他人に任せられることは多い。それを知ってほしいと思います。年を取ったら施設しかないということはありません。工夫と知恵

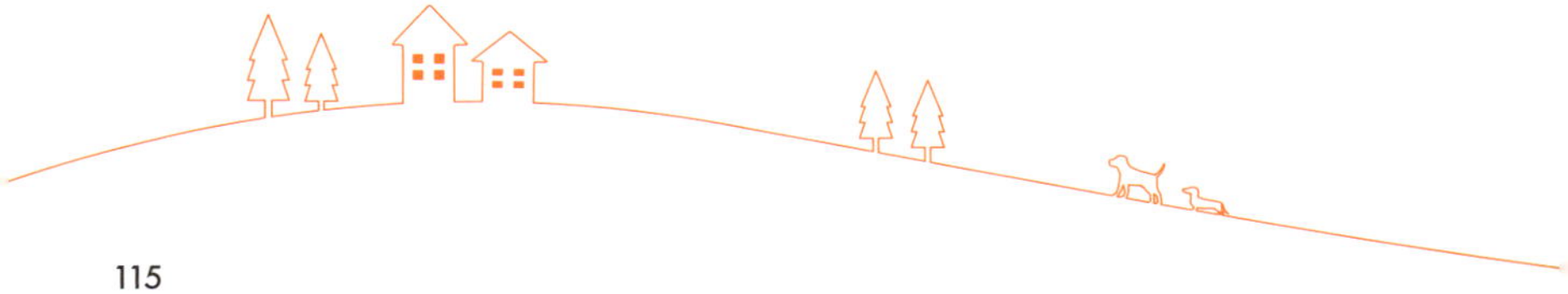

次第でいろいろな方法があります。

私はご本人やご家族が迷われているときには、まず「どうしたいですか?」と聞きます。ご本人が答えられないなら、「お母さんはどうされたいですかね」とご家族に聞く。すると「仕事があるからできない」というようなことを答える方が多くいます。

できるかできないかではありません。どうしたいかです。そう聞き直すと、「本当は家にいてほしい」と本音が出てきます。「ではどうして家は駄目なんですか?」と聞いていくと、実際にはクリアできる問題だったりします。

誰もが在宅介護に対する漠然とした不安を持っています。不安の正体が見えないので、怖くなってしまう。でも一つひとつ明確にしていくことで、それだったらできるかもしれないな、と思えることもあるんです。

あるいは「母は子どもたちに迷惑を掛けたくないと言っていたから」という場合もあります。でも「本当に迷惑を掛けたくないと思っていたんでしょうか。

それに、お母さんがここにいると迷惑ですか？」と聞くと、みなさん「いいえ、とんでもない」と答えます。では、それでいいのではないでしょうか。

介護が必要になってからでも遅くない

保険制度や介護の方法。あるいは施設の選び方。こうしたことを事前にしっかりと勉強する。備えあれば憂いなしで、良いことだと思います。しかし、心配し過ぎることはありません。必要に迫られてからでも遅くはありません。

元気なときは元気なときで、心配しなければいけないこと、選ばなければいけないことがたくさんあります。大きく考え過ぎることも間違いなのかもしれません。

少し語弊があるかもしれませんが、引越し先を決めるのと同じです。みんな転勤したり、マンションの更新が迫っていたり、時間的な制約がある中、その時点で選べる物件から探します。それで引越してみれば、住めば都になることのほうが多いのではないでしょうか。別の部屋を選んでいればもっと良かったかもしれないと嘆いても、仕方ありません。

自治体の窓口に行けば、リアルタイムの必要な情報を教えてもらえます。書店にはたくさんの本が並んでいますし、いまはインターネットですぐに情報を集めることができます。この本ではその部分を詳しく扱いはしませんが、最期の時間を余計なことに邪魔されないために、2点だけ、お話しします。

最期の時間を邪魔されないために

一つは、ケアマネージャーおよびサービス事業者の選び方です。

ケアマネージャーは、どんな介護プランを立て、どのように暮らしていくかを考える、介護チームの要のような存在です。本人に合うケアマネージャーに当たるかどうかは、最期の時間を考える上でとても大事です。

介護が必要になれば、まずはケアマネージャーを選ぶことになります。病院で紹介してもらうこともありますし、役所でも紹介してもらえます。そこで紹介されたケアマネージャーが自分に合う人であればいいのですが、そうとは限りません。

選び方の基準としては、その人が押し付けるような言い方をしないことです。こちらの希望をちゃんと聞いてくれるかどうか。「駄目ですね」「こういうものです」「こうしてください」といった言葉が出てきたら要注意です。「どんな人生を過ごしたいですか？」と、こちらの希望を聞いてくれる人を選びましょう。

多かれ少なかれ、どんなケアマネージャーも終末期の方に寄り添ったケアをするために、死生学や経験を通して学んでいます。でも、真の理解者になってもらうためには、利用者側が自分の実現したい生活がどんなものか、伝える努力も必要なんです。

以前ある方にケアマネージャーの依頼を受けて訪問したときの話です。私を面接した息子さんは、「あなたが3番目で、これからあと3人面接する」と言いました。自慢話に聞こえてしまうかもしれませんが、面接が終わると、「あとの人はもう断る。刑部さんにお願いする」と言っていただけました。私を選んでいただいた理由は、私が相手の生活に興味を持ったからだということでした。

６人も面接しようというのは極端かもしれませんが、ケアマネージャーを選ぶことができるということを知らない人もいます。そうして不安なままお願いすることになってしまう。実際に介護が始まって、自分の望みとはまったく異なるケアをされてしまう。それが大きな不幸になってしまうこともあるんです。

それから事前の準備としてもう一つ。お金の話は家族と早めにしておきましょう。

自分が死んだ後のことは、やっぱり家族に話しづらいですし、家族からも聞きづらいものだと思います。でも、意識的にどこかのタイミングで話し合っておくべきだと私は考えます。認知症などで判断能力が衰えてしまっている場合も、成年後見人制度があります。財産の管理や、相続についても任せることができます。

第2章でお話ししたように、お金はときに人の考え方を変えてしまう力を持っています。大事なものを見せなくしてしまうこともあります。「お金を盗られた」と訴えた利用者さんのお話や、お母さんの遺産を巡って対立した姉妹のお話もしましたが、こじれる前に相談できれば、穏やかな看取りができたのかもしれません。

大事な大事なお別れの時間。お金に邪魔されるのは本当にもったいない。事前にしっかりと相談して、大事なことに時間を使ってほしいと思います。

選んだ道を正解にするだけ

そもそも選べない人だっている

どんな人でも、亡くなるまで在宅介護で絶対大丈夫。そう言いたいけれど、言い切れない部分もあります。

デイサービスのある利用者さん。私がケアマネージャーを担当しています。彼女はご主人を看取ってから15年くらい一人暮らしを続けていました。体が弱くなってきたらヘルパーや看護師がこまめに訪問して、一人暮らしでも在宅で亡くなることができるようにケアするつもりでいました。

でもまだまだ元気なある日、自宅で火事を起こしてしまいました。原因はご主人の仏壇に供えたお線香でした。私たちも火には気を付けていて、コンロはＩＨにしてもらい、訪問するときにも火の気がないかを確認していました。いつもは電気式のお線香を使っていたのですが、やはり本物を使ってあげたいと思ったのでしょう。探し物をしているときに見つけたお線香とマッチを使い、出火してしまったんです。

ご本人は無事でしたが、そのまま一人暮らしを続けることはできず、施設に入ることになりました。

また別の利用者さんは、認知症の症状が進んでいました。普段は大きなトラブルになることはなかったので安心していたのですが、ある朝早く、近所の家のチャイムを鳴らして回ったことがありました。

古くからのつながりが深い地域だったので、大きな問題にはなりませんでしたが、同じようなことが続けば、いずれ自宅にいられなくなるかもしれません。

いろいろな理由で、致し方なく在宅をあきらめる人もいます。それに、そもそも選択すらできない人もいます。体が悪くなって病院でそのまま亡くなる。自宅に帰りたいという希望を告げることすらできない場合もあります。そう考えれば、選べること自体が幸せなことのようにも思います。

近年では在宅での看取りへの理解も進んでいますが、まだまだ割合としては低いのが現状です。結局最後は病院や施設になってしまう場合が多いんです。

在宅を選びたくても選べない人がいるのと同時に、施設を望んでも経済的に無理だという人もいます。人それぞれ、さまざまな選択があり、それが１００パーセント満足のいくものになるとは限りません。

選んだ先の結果しかない

どんな選択も、一概に良い悪いはありません。在宅を望んでいたけれど苦しくなって病院に行った。そうしたら肺に水が溜まっていて、抜いてもらって元気になって帰ってきたということもあります。そうすれば「とりあえず病院に入る」という選択は正解になります。

正解がないのであれば、選んだ道を正解にするしかありません。自分が選んだ先の結果しか見ることができないのだから、後悔しても仕方ない。そう簡単に気持ちを整理できるものではないと思いますが、真実のように感じます。

選ぶということは、ほかの選択肢を捨てるということです。選ばなかった選択肢は、選ばなかった時点で存在しなくなります。「あっちに進んでいたらどうだったろう」という考え方自体が、厳しく言えば無意味です。

ご家族がなくなったとき、「もっと一緒にいてあげればよかった」「施設だったらもっと快適に過ごさせてあげられたかな」という方もいます。そうしたとき、私たちは必ず、「こっちを選んで正解でしたね」とお伝えします。「良い看取りでしたね」「穏やかな顔ですね」と、そこまでの過程を全肯定するんです。

それは在宅という選択が正しかったという意味ではありません。どんな結果になったとしても、みんなよくやったんです。精いっぱいのことをやった。大変な介護が続く中、ふと現実を離れたくて、お母さんをおいて遊んだこともあったかもしれません。でもそのことを、お母さんは責めるでしょうか。

私の母はチョコレートが大好きで、亡くなる直前にも、口の中に入れてあげると喜んでいました。死んでしまうのであれば、もっと食べさせてあげればよかった。あんなに喜んでいたんだから。もちろん母が亡くなることはわかっていたけれど、そんな気持ちになりました。

介護の期間は数カ月、長ければ数十年に及ぶこともあります。食事の世話、下の世話。認知症になっていれば暴言を浴びたりする。その間、常に全身全霊で相手に尽くすということは無理です。後になってから初めてわかる。それでいいんです。

亡くなった後に険しい顔している人は滅多にいません。家族が後悔していても、苦しい最後だったとしても、亡くなったらみんな穏やかな顔になります。だからそれで正解です。最後は「ああ、良かったな」で終わりです。自分でそう思うしかないんです。

最後に「苦しい」とつぶやいた友喜さん。ご家族は医師の言葉に従って、救急車に乗せました。誰も間違っていません。その選択こそが、正解だったんです。

どっちを選んでも絶対に後悔する

知人の看護大学の教授に、家で看取る場合と病院で看取る場合、どちらを幸せと感じるかという統計があったら教えてくださいとお願いしたことがあります。結果は、「ない」。そうしたことを研究した論文などはたくさんありますが、統計はありませんでした。統計の取りようがないんです。

なぜなら、その両方を経験することができないからです。いまは大家族も少ないので、家族の死に直面する経験は人生に二度か三度だと思います。仮にそれぞれを在宅と病院とで看取ったとしても、状況も違えば自分の年齢も違います。何より看取る相手が違う。どちらが幸せかなんて比べようがありません。

死ぬときに後悔したくない、後悔しないようにと言いますが、実際には無理です。私は選択を迷っている方に、「どっちを選んでも後悔しますよ」と伝えることがあります。「こっちを選べば後悔するかも」と思っている以上、どちらを選んでも後悔するんです。

死ぬ直前になって無我の境地というか、悟りというか、そうした状態になることはあっても、「あれをやりたかった」「こうしとけばよかった」は、多かれ少なかれ残るはずです。看取る側も、自分の思うようにお別れができなかった、一緒にいてあげられなかった、病院で死なせてしまった……。数え上げればキリがありません。後悔をなくすと考えるより、最終的に「まあいろいろあったけど合格点」と思えることがゴールです。

誰かにその選択を非難されることもあるかもしれませんが、説明してもわかってもらえないのであれば、それ以上理解してもらう必要もありません。

柔軟に対応を考えて下さる医師もいます。在宅で積極的な治療をせずに看取ることを選んだ家族に、「親戚に何か言いそうな人はいますか？」と聞いて、いるということであれば、体に何らかの効果があり、負担を掛けない程度の医療処置の指示を、医師から受けることがあります。体に管がつながっていることで、できる限りのことをしてもらった、良い最後を迎えさせることができたと感じる人も中にはいます。

後悔もひっくるめて、これで良かったと思う。どこかで失敗しても、その時点で一生懸命考えた結果だったんだなと割り切る。ほかの選択肢を選んだ結果を見ることはできないのだから、それでいいんです。

本人と家族の希望が一致しないとき

最期の時間をどう過ごすかを考える上で大事なのは、まず本人の希望です。ご家族もそれを叶えてあげたいと思うのではないでしょうか。でも、いろいろな事情から、本人の希望と家族の希望が一致しないことがあります。

このことで悩まれる場合が多い。とても苦しいところですが、本人と家族が別のことを希望する場合、なるべく本人の希望に近づけるために、ご家族に何が障害となりそうかを聞くことがあります。

ただ、それでも解決できなければ、どうしても家族の希望が優先されることになります。最期の時間を過ごさせてあげる上で、介護は誰かに代行してもらうことができます。食事や身の回りの世話も、極端に言えばほとんど外部化できます。亡くなる瞬間まで、必要なことはすべて他人に任せることもできる。

その中でも家族にしかできないことがあります。それは決断の責任を持つことです。決断の結果必要となることは、すべて家族がしなければいけない。その意味で、最後に優先されるのは家族の意向になってしまいます。迷っているご家族の背中を押すことも、ときには私たちの重要な役目になります。

ただ、その選択は変わってもいい。本人の希望を尊重して、家族も在宅で介護すると決めた。一生懸命やったけれど、もう疲れた。これ以上看られない。本人も意識がなくなっている。そうであれば病院でもいいのではないでしょうか。最初に決めた通りにできなかったと自分を責める必要はありません。

良い死に方とはどんなものでしょうか。自分が死ぬときのことを想像して、どのように思うでしょうか。私は１００パーセント満足できなくても、本人と家族が納得できることなんだと思います。

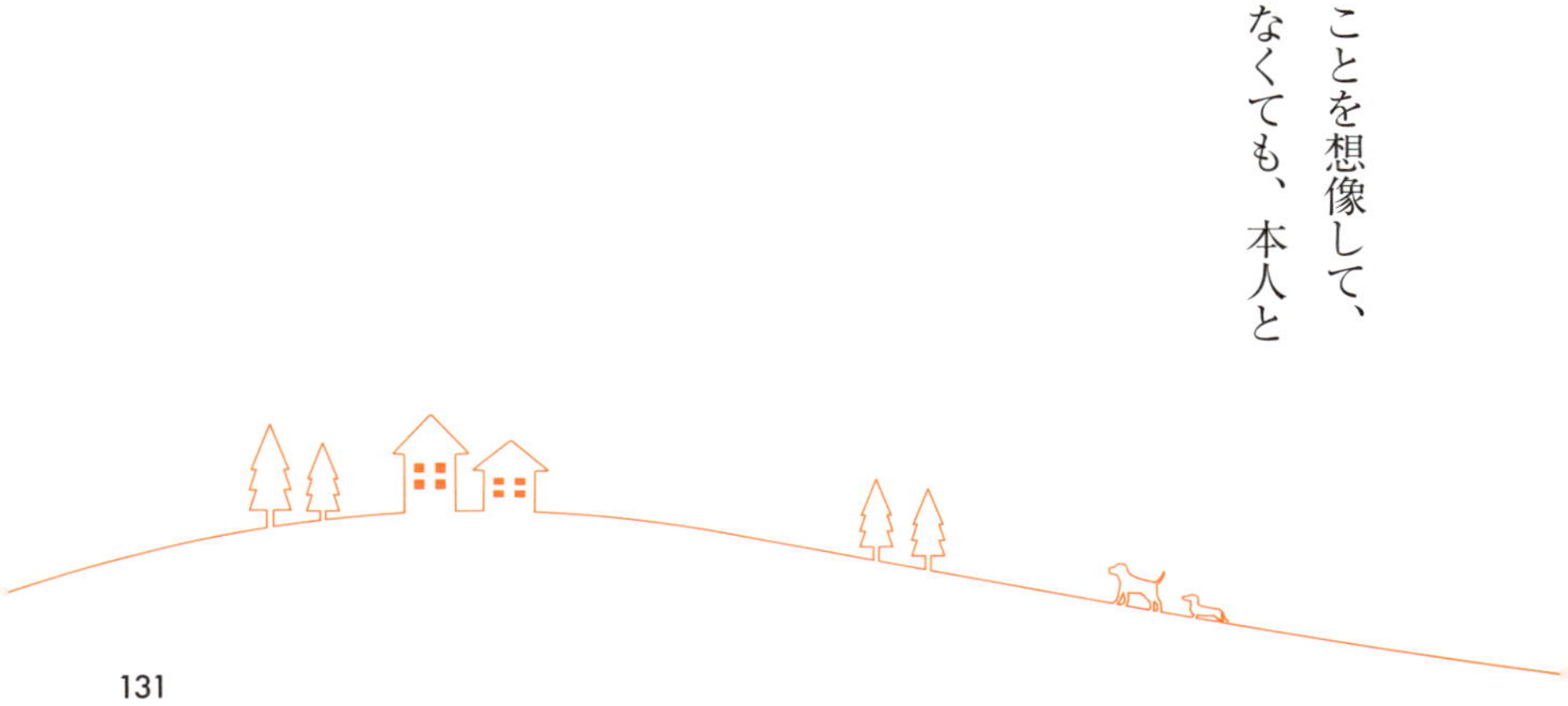

気持ちがすれ違ってしまうとき

「夫の首に手をかけてしまうかもしれない」

介護生活は、介護をする側もされる側も、どうしてもストレスが溜まります。これだけのことをしているのに、相手はわかってくれない。介護してくれることに感謝はしているけれど、体を思うように動かせないことにイライラしてしまう。そうしてぶつかってしまうこともあります。

でも大丈夫です。すれ違うことも含めて、絆の強さを確認する。それも最期の時間の大切さなのかもしれません。

ある2組のご夫婦の話です。

健司《けんじ》さんと真子《まこ》さんは、普段からとても仲の良い二人。健司さんが末期のがんで、真子さんはずっと1人で介護を続けてきました。

夜中に緊急の電話が鳴り、液晶画面には健司さんと真子さんのお宅の電話番号が表示されました。取ってみるとしばらくの沈黙の後に、真子さんのすすり泣く声。

「どうしたんですか?」

「自分の気持ちをどうしたらいいかわからない」

朝から晩まで、夜中まで必死に介護しているのに、夫は不機嫌そう。何を怒っているのかと聞いても答えない。そのくせちょっとしたことに文句を言う。腹が立って仕方ない。

夫はもうすぐ死んでしまう。安らかに最期の時間を過ごしてほしいから、自分の感情は抑えなければいけないことはわかっている。でも、夫が自分のことをわかってくれていないと思ったら、ただただ苦しい。

穏やかに見送るなんてできない。一歩間違えば、今夜にも私は夫の首に手をかけてしまうかもしれない。

そんな内容でした。

私は、健司さんに電話を代わってもらいました。

やっぱり健司さんも苦しんでいました。妻に迷惑を掛けていることが辛い。そのことを妻が迷惑だと思っていないこともわかる。でも体の辛さも相まって、どうしても明るく話すことができない。

そうすると妻のすることが気になってしまう。自分のためを思ってしてくれていることがわかっているのに、「そんなことまでしなくていい」と文句を言ってしまう。

二人に「私を信じてくださいね」とお願いしてから、「いまから芝居をしましょう」と伝えました。健司さんは、私が言うことをそのまま心を込めて繰り返す。絶対にそれ以外は何も言ってはいけません。真子さんは、健司さんのセリフの後に、夫の名前とある言葉を言うだけ。そう約束しました。

これは私自身の経験を元にしたアドバイスです。以前、夫や家族に対して素直になれない時期があり、教会でこうして心を伝えるように言われました。セリフは私なりにアレンジしています。

「真子、愛しているよ」
「健司さん、私もよ」
「君と結婚できて僕は本当に幸せだ」
「健司さん、私もよ」
「君以上の伴侶《はんりょ》はいないよ」
「健司さん、私もよ」
「僕は最後の最後まで君と一緒にいたいけど許してもらえるかな」
「健司さん、最後の最後まで一緒にいさせてください」

最後のセリフは思わずルールを破ってしまったようです。彼らは何かを乗り越えた。私にはそう感じられました。

「もう大丈夫です」

咲江《さきえ》さんと良助《りょうすけ》さんにはお子さんがいませんでした。でも夫婦は二人だけの生活をとても楽しんでいました。趣味は週末のハイキング。それに、一緒に思い出の曲を歌うことも楽しい時間だったそうです。

咲江さんは、そろそろお迎えが来てもおかしくないという段階。ご飯もうまく食べられない状態でした。

良助さんは、いつも咲江さんを優しくサポートして、咲江さんも精神的に安定して過ごしていました。でもこの日は雰囲気が違いました。咲江さんが自分のいなくなった後のことを良助さんに話そうとすると、良助さんは聞こうとしなかった。別れたくないけれど、しっかりと話しておかなければいけない。自分をおいていくことを認めたかのような言葉に、ついいら立ってしまう。双方ともやるせない気持ちになっているということでした。

私が訪問看護で伺う日は、いつも最後に３人で歌を歌っていました。歌を歌うことは嚥下機能の改善になります。呼吸状態も良くなり、酸素の取り入れも改善されます。何より楽しい気分になりますし、思い出のある歌を歌えば当時の気持ちを思い出すこともできます。

最初、良助さんは、すぐに賛成してくれませんでした。自称、音痴。夫婦で歌うことはあっても、他人がいるとちょっと恥ずかしかったのでしょう。でも何度も繰り返すうちに、自然とみんなで歌えるようになりました。

この日も、「さあ歌いましょう」と提案しました。

「何の歌を歌うんですか？」と咲江さん。

「そうですね。お二人の好きな山の歌なんかいいんじゃないですか？」

ピクニック

丘を越え行こうよ　口笛ふきつつ

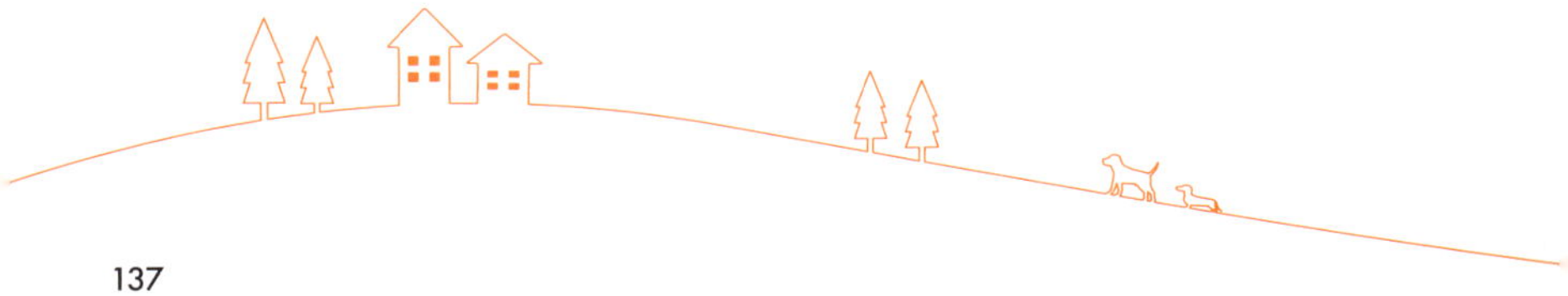

空は澄み青空　牧場をさして
歌おう　ほがらに　ともに手を取り
ラララ　ララ　ララ　ララ
ララ　ララ　あひるさん　ガァガァ
ララ　ララ　ララ　やぎさんも　メーメー
ララ　歌声あわせよ　足並みそろえよ
きょうは　ゆかいだ

　歌の部分は、咲江さんと私。良助さんは動物の鳴き声を担当しました。最初は二人とも小さな声でしたが、次第におかしくなり、歌い終わると大声で笑いました。この二人も、何かを乗り越えたのだと感じました。

「さて、私はそろそろ帰ります。大丈夫ですか？」

二人そろって「もう大丈夫です」と笑顔で返事がありました。

別れは亡くなる人からのプレゼント

経験が人を優しくする

私の母が祖母を介護していたとき、こんなことを言っていました。

「子どものことは自分も経験してきたことだから、気持ちがわかる。でも死ぬ前の人の気持ちはわからない。両方先に経験できたらいいのにな」

人生が、まず子どもを経験して、その次に最期の時間を経験して、そこから大人の時間を過ごせるのであれば、全部理解してあげられる。自分がこれから行く先にいる人たちの気持ちを理解できないことが歯がゆいと言うんです。私は母が十分に祖母に尽くしているように見えました。それでもまだ足りないと感じている母を、優しい人だと思いました。

ある利用者さんにはこんなことを言われました。
「あなたは年老いた寂しさをわからないのね」
私は「わからないかもしれません。経験したことないですからね」と答えました。老いることを寂しいと言う人もいれば、１００歳でも毎日楽しくて仕方ないと笑う人もいます。死ぬ間際になったらわかるのかもしれないけれど、いまはお話を聞くことしかできません。それはいまでも同じです。相手の気持ちを十分にわからないまま、私はこの仕事をしているのかもしれません。

例えば、お産の経験がない人はその苦しみがわかりません。苦しい、痛いとは聞くけれど、どう苦しいのかわからない。私は6回経験していますが、私の知る限りでは最大の痛みです。2人目以降、分娩台に乗るたびに、「ああ忘れてた。バカだった。もう二度とここには来ないと誓ったのに」と泣きたい気分になります。

初めてお産をするときは誰もが不安です。でもお産を経験した人は、初めての人にアドバイスしてあげることができます。

つわりがあればご飯が食べられなくなるくらい気持ち悪い。妊娠中は足がむくむし体は重い。夏は暑くて暑くてしょうがない。陣痛が来てからは恐ろしいくらいに痛い、苦しい。生まれたら生まれたで2時間に一回泣いて、夜も寝かしてくれない。本当に辛いんだよ。だけど、とてもとても愛しい存在が近くにいてくれるようになるんだよ。すべての苦しみを遥かに上回る喜びがあるんだよ。

そう言ってあげることができます。経験によって人は優しくなれるのではないでしょうか。

感情が揺さぶられる経験

動物は好きだけど、死ぬときにかわいそうだから飼えないとか、子どもに悲しい思いをさせたくないから動物を飼わないという人がいます。

私は子どもにも死に直面する経験をどんどんさせてあげればいいと思います。

ずっとかわいがっていた犬が死んでしまって、何日も涙が止まらなかった。悲しい経験によって、感情が訓練される。大人になるということは、そうした側面もあると思います。

家族が亡くなることで得られるもの。たくさんありますが、最も大きなことは感情が揺さぶられる経験です。

別れる寂しさ、悲しさ、後悔。あるいは家族を失う不安。介護を続けていたのであれば、どこかでホッとする気持ちもあるでしょう。ほかのことでは経験できないほどに感情が動く。それは人生に数回しかない、とても得難い経験です。そのことで、優しくなる、強くなる、いろいろな側面から精神的に成長していきます。

親が望むことといえば、最後まで子どもの成長です。成長とは経験が蓄積されること。大きな大きな経験が、死に逝く人からのプレゼントです。人には最期まで役割があるんです。

それを受け取らないなんてもったいない。おじいさん、おばあさんが亡くなるとき、子どもを遠ざけようとする親もいますが、心配いりません。よほど凄《せい》惨《さん》な状況でもない限り、子どもに悪い記憶として残ることはないはずです。

私が小学校2年生のとき、祖母が亡くなりました。そのときのことをはっきりと覚えています。みんな輪になって座って、おばあちゃんの顔をのぞきこんでいる。私はおばあちゃんの横に座って、みんなの顔を見上げていました。そのときのいとこやおじさんおばさんの顔をはっきり覚えています。思い出せば、どこか温かい感覚。嫌な気持ちには一切なりません。

プレゼントを受け取るということは、死の瞬間に立ち会うということではありません。「死に目に会えなかった」と悲しむ人もいますが、死ぬというのは呼吸が止まって心臓が止まるという、それだけのことです。それを見ることができないことは、親不孝でも何でもありません。

大事なのは死ぬ瞬間ではありません。そこに至るまでのプロセスに意味があります。話せなくなる、食べられなくなるという姿を見る。少しずつ体が弱くなっていくという変化を感じる。あるいはご飯を食べさせてあげる、話し掛けてあげる、マッサージをしてあげる。それも貴重な経験になるんです。

これからも一緒に生きていく

どれだけ親身に介護をしても、どれだけ一緒の時間を過ごしても、親しい人との別れは大きな悲しみです。それを避けることはできません。

そこから早く立ち直ろうとする必要もありません。逆に必要以上に落ち込むこともない。自分の思うように過ごして、やりたいことをやればいいのだと思います。

私の父が亡くなった直後、母は部屋を暗くしてシューベルトの『冬の旅』を聴いていました。決して明るいとは言えない曲です。もっと心が軽くなるような曲がいいのではないかと思ったけれど、当時の母にとってはそれが気持ちに合っていたようです。

しばらくすると、母が聴く曲はこれもシューベルトの『美しき水車小屋の娘』に代わりました。イキイキとしたリズムが特徴的な、聴いていて楽しくなる曲です。

何を心地良く感じるかは、人によってさまざまです。絵の鑑賞かもしれませんし、海を見に行くことかもしれません。山に登ることだという人もいるでしょう。家でポカンとしているのだっていい。あるいは辛くて辛くて、朝から晩までずっと遺影に話し掛けている。それでもいいんです。

家族を失った、大事な人がもういないという事実は、ずっと変わることはありません。でも感情を抑えようとせずに、自分の思うように過ごしていれば、いずれその悲しみが少しずつ形を変えてきます。

亡くなった母のことを考えて夜も眠れなかったのが、眠れるようになった。ずっと涙が止まらなかったのに、気付けば人と笑って話せるようになった。

そうしたときに、「私は母のことを忘れている。なんて薄情なんだ」と苦しむ必要はありません。悲しみが少しずつ薄らいでいくのは、自然なことです。

それは大事な人を忘れるということではありません。「あの人は私の中で生きている」という言葉があるように、その存在を自分の中に溶け込ませることができた。これから先の人生も、一緒に生きていく準備ができたということだと思うんです。

第4章
触れ合う
いのち

お年寄りはとても優しい

井戸にランプの子ども時代

浅間山《あさまやま》の長野県側、見渡す限りの森林地帯の中にある山小屋で、私は生まれました。父親が自分で建てた家で、水道はなく井戸、電気はなくランプでした。ほかの人が見れば不便にも思うかもしれませんが、いま振り返れば、子どもが育つために必要なものはすべてそこにありました。

ヤギのミルクを飲んで、井戸水を沸かして作った味噌汁を食べました。木登りをして遊んで、動物と一緒に暮らしました。満月の夜は明るくてうれしい時間です。雨の降る夜は小屋の中で雨音を聞いて遊びました。兄の保育園入園に合わせて町中に引越しましたが、休みの日はいつも山小屋に戻って過ごしていました。人より自然と接している時間が長い毎日。とても豊かな暮らしでした。

山小屋の周りには面白い人たちが住んでいました。もちろん若い人も子どももいたのですが、私の記憶に残っている人たちの多くはお年寄りです。引越した家の近くには、母方の祖父母。それに、家族に限らず近所にはたくさんのお年寄りが住んでいました。

学校の近くにはサトばあちゃんがいました。いつも台所の端で縫い物をしていて、帰りに寄ると喜んでくれます。耳が聞こえないので、近くに行って肩をトントンする。振り返るといつもニコニコと笑顔をくれました。

私の祖父は土建業を営んでおり、自宅の近くには職人さんたちが働く作業場がありました。家を出るたびに「とっちゃん（登志子《としこ》）、とっちゃん。行ってらっしゃい」と声を掛けてくれる。中学校になっても変わりませんでした。

やっぱり年頃になるとそうしたことが少し恥ずかしくなります。まともにあいさつを返さないようになっても、ずっと「とっちゃん、とっちゃん」と呼んでくれていました。

私はそうした環境で育ったので、人と感覚が合わないところがあります。先ほど少しお話ししましたが、中学校ではいじめられた時期もありました。でもたくさんのお年寄りが見守ってくれたから、ちゃんと成長できた。いまでもそう感じます。私がお年寄り好きなことや、この仕事を始めたことも、生まれ育った環境にルーツがあるのだと思います。

目の前の人を否定しない

お年寄りは、とても優しい。人が悩んでいたり寂しがったりしていることに、気付くのが早いんです。たくさんの経験をしてきているから、適切な言葉を掛けられるということかもしれません。

「ちょっと待っててごらん。時薬《ときぐすり》が効いてくる。いまの悩みがすっと消えていくよ」

本当にその通りになります。

昔訪問看護師として担当した高齢の女性。初めてお宅に行ったとき、応対してくださった息子さんに最初にお願いしたのは「ゴミ袋をください」でした。まさにゴミ屋敷。散乱するビニール袋や汚れた紙オムツを掻き分けて、何とかお布団までたどり着きました。

ご本人も清潔とは言い難く、手は茶色。いじった便が手に付いて乾いているんです。看護は、まずこの人をきれいにすることから始まりました。

ちょうど仕事が忙しい時期で、私は思わず「ああ、辛い」と膝をつきました。その様子を見た彼女は、私の頭を撫《な》でてくれました。その茶色い手で。でも不思議なことに、汚さを超えて、その優しさに本当に癒されたんです。

お年寄りはどんな人でも苦労を重ねています。だからなのか、目の前の相手を否定する人は少ないように思います。

ある利用者の女性に「私、なんでこんなに大変なことが多いんだろう」と弱音を漏らしたら、面白いことを言われました。

「あなたは欲張りだから苦労するのよ。欲張りな人ってほかの人よりたくさんもらえるの。でも、良いものと悪いものはペアだからね。だから大変なのよ。あなた欲張りでしょう」

ぐうの音も出ません。

「はい。欲張りです」

「人よりもたくさん欲しいでしょう」

「はい。欲しいです」

良いことは、悪いことのおまけ付きでやってくるみたいです。

家族も自然と優しくなれる

優しいお年寄りと一緒にいると、こちらも優しくなります。特に子どもたちへの影響は大きいのではないでしょうか。

まず、お年寄りの優しい言葉や行動に出会うことで、自分もそうしようと考えます。落ち込んでいる相手に掛ける言葉、その言い方、タイミング。そっと肩に手を置くしぐさ、ちょうどいい距離の取り方。そうしたことは、子どもの頃に年長者と触れることで身に付くのではないかと思います。

それに、誰もがお年寄りには自然と優しくしようとします。

いまは元気なお年寄りもたくさんいますが、年を取るにつれ、体は弱くなっていきます。そうして周囲を頼ることが上手になってきます。家族の中でも、おじいちゃん、おばあちゃんが、「ちょっとあれ取って」「荷物を運んで」ということはよくあるのではないでしょうか。それに対していちいち腹を立てる人も少ないと思います。

頼み事をしてあげれば、優しくお礼を言ってもらえます。すると子どもたちは、自分たちでおじいちゃん、おばあちゃんにしてあげられることを探すようになります。重いものを持ってあげる。肩を叩いてあげる。体の調子が悪いときには、体をさすってあげる。

そうした気遣い、優しさは、相手がお年寄りに限らず、必要なことでしょう。お年寄りは、本当に大切なことを教えてくれるんです。

お年寄りの力を社会に生かす

伝承されなくなった「知恵」

私が子ども時代を過ごした村から見える浅間山。火山活動が活発で、私が中学生の頃に噴火が起きました。

その前日、近所のおばあさんが「そろそろ山が噴火するよ」と声を掛けてきました。「ええ?」と山を振り返ってみても、いつもと何も変わりません。煙が出ているわけでもない。

それでもおばあさんは気象庁に「明日あたり噴火だよ」と電話しています。電話の相手は当然「そんなデータは観測されていない」と答えたそうですが、翌日、本当に噴火しました。

なんでわかるのかと聞いたら、「山がちょっと赤く見えた」と。もう野生動物に近いような感覚かもしれませんが、ずっと自然の中で暮らしている人には、そういうことがわかるんですね。

当時はいまのようにリアルタイムで正確な天気予報を知ることもできませんでした。それでもお年寄りたちは、嵐が来る、大雪になる。今年は豊作、凶作といったことを、いつも言い当てていました。

お年寄りには、たくさんの知恵があります。勉強で習うことではなくて、生きた知恵です。このキノコは食べてはいけないとか、この葉っぱが切り傷に効くとか。私が怪我をすると、おばあちゃんがすぐにナメクジの汁を塗ってくれました。

上手な掃除の仕方、衣類の汚れをきれいに落とす方法。食材を長期保存する干し方。そのままでは苦くて食べられない山菜のおいしい味付け。お年寄りは、いまでも役立つ知恵をたくさん持っていました。

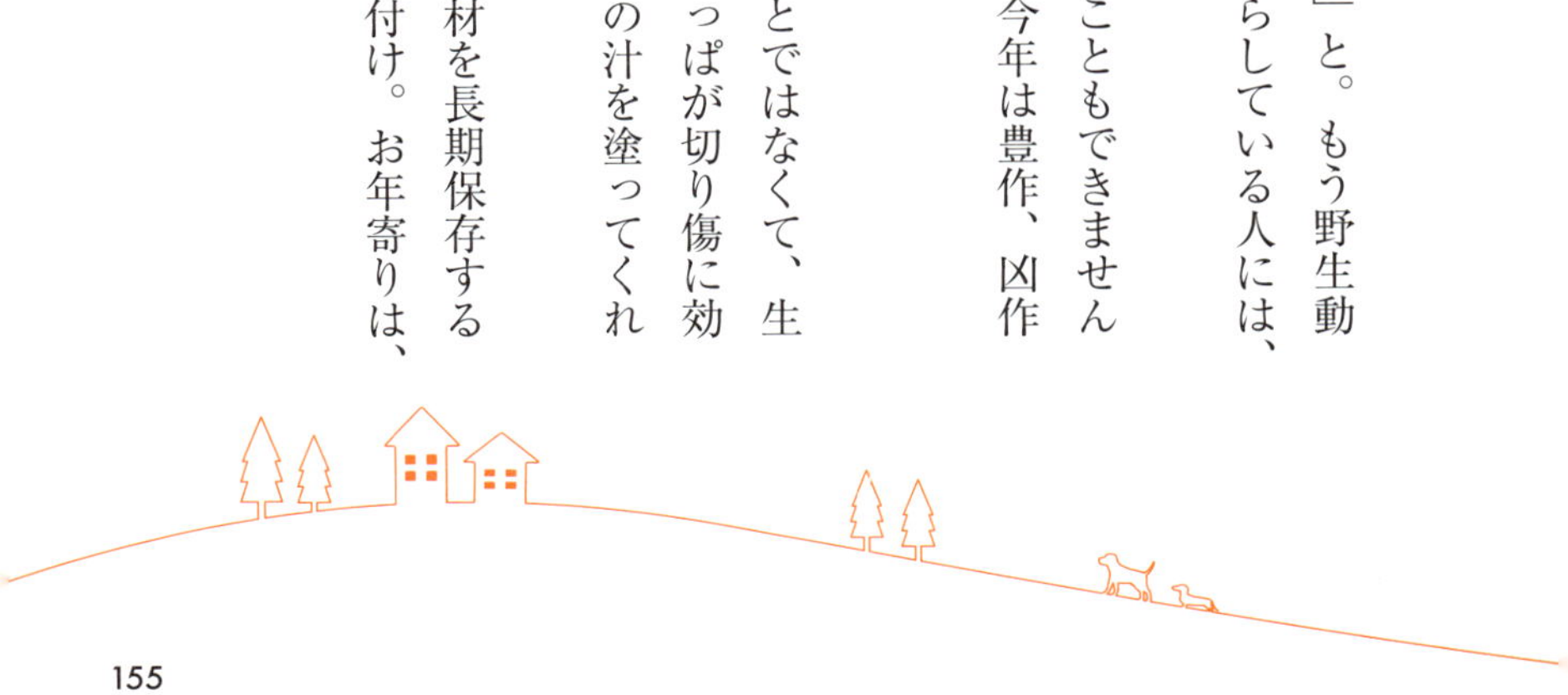

そうした知恵が、いまでは伝承されなくなっています。昔、おじいちゃん、おばあちゃんは、孫の教育係でした。両親は仕事に家事に忙しいから、時間のあるお年寄りが孫にいろいろなことを教える。そうして貴重な知恵が伝承されていったんです。

いまは核家族が多く、おじいちゃん、おばあちゃんと会うのは年に1回ということも多い。とてももったいないことではないでしょうか。

椅子に座っていてもらうだけでもいい

お年寄りの優しさや知恵を、昔のように共有できればいいなと思います。

まずは家族。同じ家の中にお年寄りがいるということは、ここまでにお話ししたように、子どもたちに良い影響を与えます。

最近は子どもたちが起こす悲しい事件がたくさんあります。もちろん一概には言えませんが、私を「とっちゃん」と呼んでくれた近所のお年寄りのように、いつも声を掛けてくれるおじいちゃん、おばあちゃんが家庭にいたら、起きなかった事件もあるのではないかと思います。

子どもにとって、絶対的に甘えることができて、信頼できる相手。思春期になって親の言うことを素直に聞けなくても、おじいちゃん、おばあちゃんの言うことはすんなりと聞くことができたという人も多いのではないでしょうか。

看取りを通して子どもにプレゼントを渡すこともそうです。毎日遊んでくれたおじいちゃんが、ある日急にいなくなる。そうした経験も人生には必要です。

そうとはいえ、実際に同居するのは難しいのが現実だと思います。いわゆる「ワンオペ育児」に苦労しているお母さんからすれば、家におばあさんがいないと駄目だと言われてもどうすればいいのかという話です。

家庭が難しいのならば、社会にお年寄りの力を還元してもいいのではないでしょうか。

難しいことではなくても、子どもたちとの交流があればいいと思います。横断歩道の旗振りをやってもらう、あるいはただ通りの前で椅子に座っていてもらう。子どもが前を通ったら「いってらっしゃい」「おかえり」とあいさつしてくれる。それだけで、世の中の犯罪も減るように思います。

それに、近年は労働力不足の問題もあります。もっと社会がお年寄りを1人の生産者として受け入れることのできる仕組みが必要だと思います。80歳を過ぎても元気な人はたくさんいますから。

私の娘婿はフィリピンの人。日本に来て私たちのデイサービスを見たときに、「何をやってるの?」と聞きました。フィリピンではわざわざこんな所にお年寄りを連れてこない。もっと楽しくやっている、と言います。

そう聞いて私も実際にフィリピンまで見に行きました。フィリピンでは高齢者を大切にします。お年寄りが家の前に椅子を出して座っていると、子どもも大人もみんな話し掛けます。いろいろな生活用品を自転車に積んで売りに来る人がいて、必要なものはないかと聞きます。

ある家では、おばあさんが小さなお好み焼きのようなものを作り、中学生のお孫さんが学校へ行く前に売りに行っていました。おばあさんは「これがこの辺ではいちばんおいしいのよ」と自慢しました。

高齢者は若者や子どもと交流し、社会の一員となっていました。そこに学びも遊びも仕事もあったんです。

日本でも同じように交流できればいいなと思います。そう考えると、老人施設は宝の宝庫です。それなのに、外部との交流が難しい施設が全国に多々あります。そんな現場を見るたびに、どうにかならないかと思います。

人と人とが交流できる街

お年寄りが役目を持てる

以前、中国で〝街〟をつくってほしいという依頼がありました。

富裕層を対象にした街で、お年寄りを中心として、子どもや孫も遊びに来たくなるような、安心して暮らすことのできる街。その構想を任せてくれるということです。二つ返事でＯＫしました。

ここに保育園を作って、ここに小学校。その近くに高齢者が住む住宅があって、大きな通りには病院を。街の中心は遊園地と公園で、週末になるとみんながそこに集まり一緒に遊ぶ。本書の背表紙にあるイラストは、私のイメージを聞いた娘が描いてくれたものです。

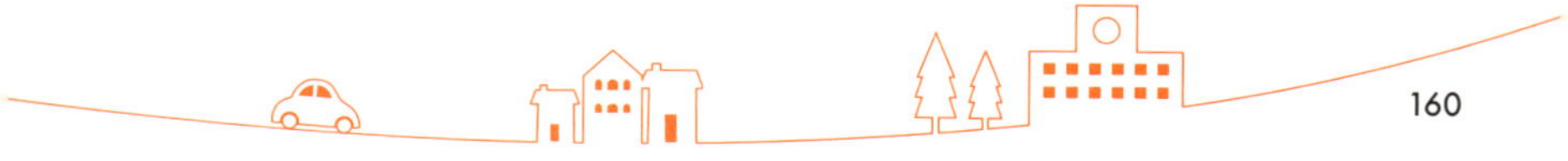

そうして中国に行ってプレゼンまでしたのに、ある日から急に関係者と連絡が取れなくなってしまいました。結局そのままですが、問題ありません。私は勉強と発想の機会をいただいただけです。金銭的な損失もありませんでした。

いま、町田市で新しい事業の展開を考えています。その土台に、中国で構想した街の在り方が生きています。

お年寄りも子どもも、みんなで交流できる街。その中心として作ろうとしているのが、第2章でお話しした有料高齢者・障がい者住宅です。

そこでお年寄りにもバリバリ働いてもらおうと思っています。子どもたちのために紙芝居を作ってもらう。宿題を見てもらう。保育園のイベントに参加してもらう。

デイサービスの利用者さんは、子どもが来るとずっと笑っています。子どもたちも楽しそう。利用者さんが手作りの紙芝居を読んであげると、子どもたちは興味深そうに見ています。物語が盛り上がってきたところで、読んでいた利用者さんが「ばあ」と顔を出す。子どもたちは「ぎゃー」と叫んで逃げていく。

にぎやかで温かい時間です。

交流のためには、子どもたちの興味を引くことも大切です。その第一手として、2019年の7月末からアルパカを飼い始めました。あのアルパカ。本物のペルーのアルパカを2頭です。名前は「シナモン」と「カエラ」。町田の民家の庭で穏やかに暮らしています。近所の子どもたちは、すでに興味津々です。日本ではなかなか手に入れるのが難しく、購入できるルートも限られています。何年も実現しなかったのですが、「1000回頼めば叶う」の精神で頼み続けたらやっぱり叶いました。これは私の座右の銘になっている言葉です。ある方に教えてもらった夢の叶え方。本書の最後にご紹介します。1000人くらいに話をして、購入できる人脈が見つかり、また1000人くらいに話したら、アルパカ小屋を作れる庭の付いた土地が見つかりました。

全世代が交流できる街。もちろん理想論では駄目です。こうした新しい取り組みが始まるときは、完璧、完全な計画ができてからでなければ動かないことが多い。大風呂敷を広げるだけで、いつの間にか計画自体がなくなってしまうこともあります。

私が大事にしたいのは、絶対的な量です。1年に1回、子どもとお年寄りの交流会をするというようなところはたくさんあります。でもそれでは足りません。いろいろな保育園、幼稚園、小学校、支援学校。イベントの内容も、大掛かりなものでなくても大丈夫です。保育園の発表会を見に行く、老人ホームに招待して、家族同様に交流する。やり方はいくらでもあります。

そうしてお年寄りも子どもも、家族の区別なく交流することが当たり前の街になるのが目標です。おじいさんが将棋をやっている横で、子どもが「そこじゃないんじゃない?」「ちょっと黙っていなさい」みたいなのがいいですね。それはもう、家庭の中の祖父母と孫の関係と、同じなのではないでしょうか。

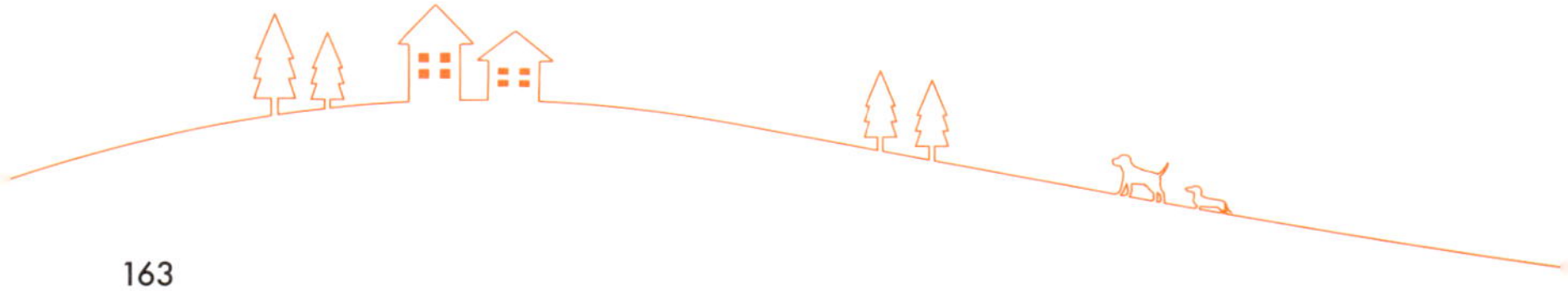

すべての人に役割を

新しい施設を「有料高齢者・障がい者住宅」としているように、この街のもう1人の主人公が障がい者の方たちです。

私がアメリカに行ったとき、障がい者の方たちが溶け込むコミュニティを見て、考え方を大きく変えられました。

丘の上の公園で休んでいると、階段の同じところを上ったり下りたり、ずっと繰り返している方がいました。足の動きが不自然で、障がいを持っている方のようです。

私にはその姿が奇妙なもののように見えました。見てはいけないものを見ている感覚。当時の日本は、障がい者はあまり外に出ない時代でした。

でも、しばらく視線を外してからまた見たとき、その光景を自然なもののように感じました。そのとき気付きました。彼はかわいそうな人ではない。おそらくリハビリで足を鍛える課題を与えられていただけなのだと思います。私たちが勉強したりスポーツの練習をしたりするのと変わりません。

印象的だった出来事がもう一つ。

アメリカ人の友人とバスに乗っていると、障がい者の方がバス停に立っていました。このときも私には見てはいけないという感覚がありました。でもほかの人たちはジロジロ見ています。バスに乗ってきたら、振り向いたり伸び上がったりしてまで見る人もいます。

友達に「なんであんなに見るの？」と聞いたら、「ずっと見ていないといつ助けが必要になるかわからないでしょ」と。ハッとさせられたひと言でした。

世の中に障がいを持つ人がいるのは当たり前、その人たちと一緒に暮らすのが当たり前です。

障がい者の方の訪問看護に行くこともありますが、彼らもみんな交流したがっているように思います。新しい街では、彼らにも仕事をしてもらえばいい。

アルパカの世話を手伝ってもらうとか、イベントの準備を手伝ってもらうとか、仕事はいくらでもあります。彼らは人の役に立つということに対して、とても前向きです。

私の知人に、障がいのあるお子さんを持つお母さんがいます。お子さんは私の子どもとも仲良し。みんなで食事をしました。そのとき、私がお子さんに「箸取ってくれる?」「つまようじ貰ってきて」と頼んだら、「はい!」と元気良く持ってきてくれました。とても楽しそうな表情をしていました。

お母さんはとても驚いたそうです。生まれたときから障がいを持っていて、何かを頼んだことなんて一度もなかった。頼んでもいいのだと、いま初めてわかったと。この瞬間、新しい親子関係が始まったのだと思います。

障がいを持っていなくても、常に薬が必要な人もいます。障がいがあっても義足があれば健常者以上に速く走れる人もいます。

本来、人と人とを隔てる線はありません。子どもも、若い人も、高齢者も、健常者も、病人も、障がい者も、みんな同じ人間です。たくさんの人がいて、交流しながら社会はできている。その当然のことを実現できる街にできればいいなと思います。

多様性を知ることの意味

最近、「多様性」という言葉をよく聞くようになりました。世の中にはいろいろな人がいる。それを知識として知るのではなく、実感できることは大きな価値です。

クラスの中に障がいを持つ子がいると、授業がうまく進まないことがあります。それを子どもから聞いて、なぜ一緒に授業を受けさせるのかとクレームを入れる親もいるそうです。当然子どもたちは彼らを「別の人」と感じてしまう。違う人がいるのが当たり前なのに、それを理解することができなくなってしまいます。

そうした意識からいじめが増えているという側面もあると思います。大人だって同じです。ルールから外れた人を排除して、自分が心地良い空間をつくろうとする。いじめだと指摘されるほどのことではなくても、思い当たることがある人もいるのではないでしょうか。

私の知人が働く障がい者施設に、小学生たちが来た日の話です。同じくらいの年頃の障がいを持った子を見て、ある女の子が聞いたそうです。

「この子、なんで動かないの？」

一見残酷なようですが、知人はうれしく感じたそうです。嫌なもの、避けるものに対する言い方ではなかった。ただ知らないから聞いているだけ。自然と受け入れているから、何の迷いもなくその質問ができるのだと。

知人は「みんなと同じ女の子だよ。でもね、生まれたときに頭に空気が届かなくて、手足が動かなくなってしまったの」と伝えました。質問をした子は「ふーん。じゃあいまから空気を送っても駄目なのか」と真剣に考えていたそうです。

人生は出会いでできている

人の性格はどのように決まるか

世の中にはいろいろな人がいます。優しい人、厳しい人、明るい人、気難しい人、大人しい人、乱暴な人。たくさんのものを持っている人、あまり持っていない人。

私たちが誰かの人間性を判断するとき、嫌な部分も良い部分も、その本人に原因があると考えます。こういう考え方をしているからひねくれる。こんな行動をしているから人に信頼される。その人格をつくったのは本人、あるいは育てた親である。その人の人生が良くなるのも悪くなるのも、本人次第だというように。

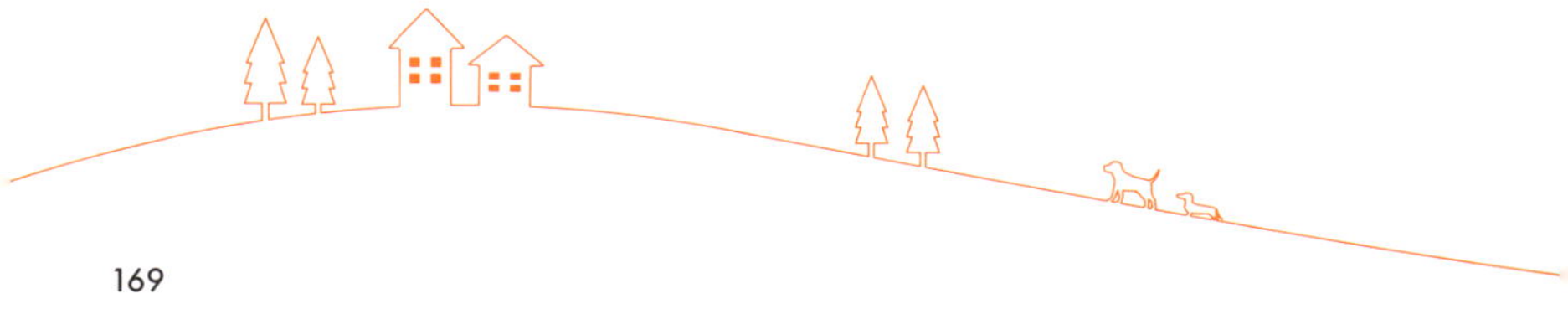

もちろんそれも一つの考え方だと思いますが、その人がどんな人か、どんな人生を送ってきたのか、これからどんな生き方をするのか。それはすべて「出会い」と「選び」で決まると私は思っています。

私たちの人生にはさまざまな出会いがあります。友人や教師、同僚や上司、部下。数え切れない人との出会いを繰り返し、そうした出会いが自分の価値観や考え方、生き方に大きな影響を与えます。

先ほどお話しした多様性との出会いも大切です。多くの人と出会うことで、人生はその厚みを増していきます。

そして出会いは人に限りません。考え方との出会い、言葉との出会い、本、絵、音楽、自然、動物……、私たちはあらゆるものと出会っています。その日その日に起きる出来事、目にするもの、感じるもののすべてが、私たちの人生をつくっているのです。

どちらを選ぶかで人生が変わる

人生の中で繰り返される出会いには、良いも悪いもありません。良いか悪いかは自分で選ぶことです。

ある女性と一緒に人を訪ねたときのことです。訪問先の方から帰りにお菓子をお土産にいただいたのですが、箱だけで、袋に入っていませんでした。

一緒に行った女性は、「箱のまま渡すなんて失礼ですね。普通袋に入れますよね」と私に耳打ちしました。私は「そう？　これに入れたらいいじゃない」と持っていたスーパーのビニール袋を渡しました。彼女はとてもファッションを気にする人で不服そうな顔でしたが、そのままお土産を入れて、持って帰りました。

私は好意でくれたお土産に、失礼も何もないと思いました。袋なんて持ち運ぶことができればそれでいい。でも彼女の人生では、お土産は袋に入れるもので、そのまま渡すなんて失礼、という価値観があったわけです。

彼女の育ちがどうこうということではなく、「別に袋なんてなくていい」と考えるきっかけとなる出会いがなかった。お土産をあげるときはきちんと紙袋に入れるというルールで育った。ただそれだけのことです。

ただ、出会いがあったからといって、彼女の考え方が変わるかどうかは別の話です。私がビニール袋を渡したとき、私の言葉に彼女がハッと気付くか、私に言われて仕方なく格好悪い袋で持ち帰らなくてはいけなくなったと思うか。同じ出来事でも、どちらを選ぶかで意味は変わってきます。

人に厳しくする、暴力を振るう、心が貧乏のまま暮らす。それはいままでの人生で、出会いがなかったから、あるいはその出会いを良い出会いとして選べなかったからです。人生は出会いによって変わるのではなく、そこでどう考え行動するか、何を選ぶかで変わる。その繰り返しです。

困難な人生を渡る訓練

中学校でいじめられていた日々。当時はもちろん辛く感じていました。クラス中ののけ者にされて、給食のときは私だけ食事を運んでもらえません。新しい文房具を持っていくと、その日のうちになくなりました。

もちろん親にいじめられているとは言いませんでした。「お前は一日で物をなくす」と、いつも叱られていました。

でもいま人生を振り返ったとき、とても貴重な経験だったと思えます。

子どもの頃にあれだけの悲しみを経験できた。そしてそれを乗り越えることができた。私の人生にとって、大きな自信になっています。大きな困難があっても、あの苦しみを耐えることができたのだから大丈夫と、自分を励ますことができます。きっと乗り越えられると思うことができます。

いじめは私にとっての出会いです。この出会いから何を選ぶか。たくさんの同級生たちが一緒になって私に教えてくれたおかげで、大事なことを早くから知ることができた。そう考えることもできるわけです。

いまの事業を始めて、いろいろな活動をする中で、小学校に呼んでいただくことがあります。私は生徒のみなさんの前で、いつもこのことをお話しします。

「いじめられている人は何も損しないよ。損をするのはいじめている人」

いじめられた人は、どんなことをされたか、そのときどんな悲しさを味わったかを絶対に忘れません。いじめた人は、そのときは大して気にしていなくても、大人になってから必ず後悔するでしょう。でも、どれだけ反省しても、悔やんでも、人をいじめたという事実は消えない。一生その後悔を背負って生きなければいけないんです。

逆にいじめられていた人は、その悲しみに耐えることができたとき、その経験が強い力になります。

いじめに限らず、たくさん悲しいこともあると思います。でも、どれだけ悲しくても、辛くても、死んではいけません。死んで損するのは自分だけです。

いまは悲しいよね。苦しいよね。でもその経験が必ず宝になる。あなたの人生は素晴らしいものになる。私はそのことを知っています。

悲しみが大きいほど人生は好転する

私がいじめられた原因の一つは、発音の悪さでした。山の中で育ったので、子どもの頃、しっかりと発音ができなかったんです。

まず、聞き分けることができない音があります。例えば「れ」と「で」、「ひ」と「し」、「だ」と「ら」、「ど」と「ろ」の違いがわかりません。ちょうど日本人が英語の「L」と「R」を聞き分けられないのと同じ感じです。

そうした話し方を見て、私の好きな親戚の俐子《としこ》おばちゃんが「これ読んでごらん」と私に本を読ませました。そうして、正しい発音と口の動かし方を教えてくれました。いまでもこうした発音の違いは聞き分けることができませんし、意識して口の形を作らなければ発音できませんが、人に違和感を与えることはないと思います。どちらかというと人より早口で話すようになりました。

そしておばさんに教えてもらった経験は、大人になってからも役立ちました。アメリカに行ったとき、すんなりと英語を発音できたんです。それは相手の口の動きを見て発音を真似する、口の形をつくって発音するということを、子どもの頃に学んでいたからです。

大きな逆境や悲しみに出会うことは、人生でとても大切なことです。悲しみが大きいほど人生は好転する。これは絶対です。

もちろんいじめがあってもいいと言いたいわけではありません。絶対にあってはならないことです。ただ、現実にその悲しみに出会わなければいけない人もいる。そのときにただ悲しむだけではなく、その先に未来があることを忘れてほしくないと思います。

いつでも出会いは訪れる

出会った種が芽吹くとき

中学生の頃に習った、美術の鈴木《すずき》先生。日本画が専門で、日展の審査員もするような先生でした。美術の時間にスケッチしていると、「良い絵が描けたね」と言いながら、「ちょっと貸して」とささっと筆を入れてくれる。そうすると絵がぱっと輝きます。すごいなと思っていると「ごめん、せっかく君の感覚で描いていたのに。君の感覚のほうが素晴らしいんだからね」と謙遜《けんそん》されました。

私の祖父は事業で成功して、地元では少し名の通った人でした。祖父と鈴木

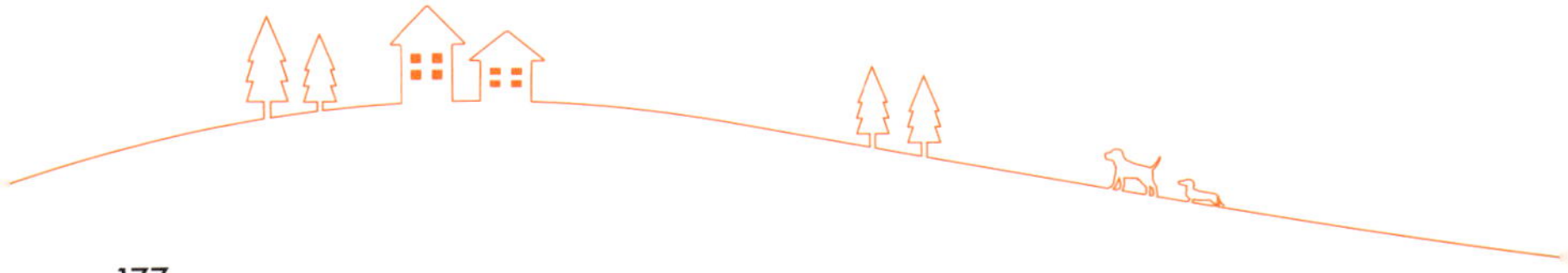

先生は親交があり、祖父が新築した自宅の襖《ふすま》絵は、鈴木先生が描いたものでした。

祖父が鈴木先生を家に呼んでお話しすることもありました。ある日鈴木先生が、「あなたのお孫さんは素晴らしいですね」という話をされたそうです。当時、私の1学年上のいとこも同じ中学校に通っていました。スポーツも勉強もとても優秀な男の子。祖父はその子のことだと思って、「そうでしょう。あいつは誰からも褒められる」と言うと、「そうではなく、女の子です」と。

同じ中学校に通っていたのは、ほかに私だけ。鈴木先生の話を聞いていた家族みんなが、そんなはずはないと言いました。小さい頃から木登りばかりして、勉強する姿なんてほとんど見たことがない。どこが優秀なんだと。それでも先生は「いや、素晴らしい」と褒めてくれたそうです。

家族からそう聞いたときのことが私の記憶に強く残っています。褒められてうれしかったのですが、褒められることの少ない子どもだったので喜び方を知りませんでした。

褒められたからといって美術に目覚めるわけでもなく、私は看護師になったわけですが、鈴木先生に褒められてから40数年。最近、私は絵を描くようになりました。なぜか無性に描きたくなったんです。描いてみると楽しいし、手前味噌ですが、そこそこの出来だと思います。

それは、40年以上前に出会った種が、いまここで芽生えてきているということだと思います。

私は音楽を聴いたり文章を書いたりすることも好きですが、それも過去に出会いがありました。いつもとても素晴らしい授業をしてくれた、音楽の三石《みついし》先生。授業でクラシックを聴かせてもらったことが、私が音楽好きになるきっかけでした。国語の授業では、細かいことは気にせず、自由にのびのびと書きなさいと教えてもらいました。そうして私の書いた文章を、褒めていただくこともありました。

私が訪問看護を担当している、ある利用者さんは、カルチャーセンターで60歳からハワイアンダンスを始めました。10年間習って、70歳で50人の生徒を持つ先生になりました。

蒔かれた種が、そのときすぐにではなくても、どこかで芽を出す。そうしたことが人生にはあります。どこで出会うかわからない。その出会いがどこで芽吹くかもわからないんです。

少しだけ丁寧に生きる

先日、北海道旅行に行きました。空港まで息子と一緒に行って、旅客ターミナルのお店で一緒にラーメンを食べていました。

隣の席には、大きなカメラを持った若い男性が。とても感じの良い方で、理屈ではなく、何か感じるものがありました。絶対にお話をしてみたくなったんです。

「何を撮りに行くんですか？」と話し掛けてみると、特にあてはなく、行ったところで気に入った風景を撮っていると答えてくれました。そうしてしばらく旅行を続けているそうです。

いままでにどんなものを撮ったのか、今日はどこに行くのか、本当はもっと話したかったけれど、息子もいたので何となくブレーキがかかりました。二言三言お話しして、お店を出ました。

そうして搭乗口へ向かって歩き始めたのですが、どうしても気になります。私の名刺を渡して、「アルパカの写真を撮りに来てください」と言えばよかった。その気持ちが抑えきれなくなりました。そうしてお店に戻ったら、彼はもういませんでした。

私はそのとき、一つのチャンスを逃しました。これだけ心に訴え掛けてきたのだから、この出会いには必ず何かの意味があったはずなんです。

出会いは、自分から求めるものではないように思います。でも、常に気を付けておかなければ、その出会いに気付かないこともあります。気付いていても見過ごしてしまうこともある。良い出会いにできることでも、そのチャンスを失ってしまう。

だからこそ、日々出会う人や起こる出来事を大切にしていきたいと思います。

少しだけ丁寧に生きるイメージです。

ただ、あまり真剣に考えるようなことでもないと思います。それでは疲れてしまいますよね。カメラを持った彼としっかりお話ししなくて後悔したけれど、きっと大丈夫。またどこかで出会えるような気がします。

「長生きし過ぎた」「長生きして良かった」

宏樹《ひろき》さんと光男《みつお》さんという、２人の男性がいました。年齢はほとんど同じ、80代。

宏樹さんはとても恵まれた環境で生きてきました。お金持ちの家庭に生まれたお坊ちゃんで、学校も仕事も順風満帆《まんぱん》。妻にも子宝にも恵まれました。

一方の光男さんは、子どもの頃にお父さんを亡くして、ずっと貧乏な家庭で育ちました。高校生の頃に盗みを働いて、捕まってしまった。学校は退学です。母親から「お前なんか必要ない」と言われました。それからは定職に就くこともできず、その日暮らし。ずっと独身のままでした。

その2人が体を悪くして、同じ施設に入りました。

誰かに行動を決められたり、時間を縛られたりすることが、宏樹さんにとっては初めての経験です。知らない人に体を触られるのも初めて。まるで自分がモノ扱いされているように感じます。

宏樹さんは「ああ、長生きし過ぎた」とつぶやきました。

一方の光男さんは、施設の生活が楽しくてたまりません。黙っていても食事が出てきて、やわらかくて清潔なベッドで眠れる。ずっと一人で生きてきたけれど、ここではたくさんの人が親切に声を掛けてくれる。

光男さんは「ああ、長生きして良かった」と言いました。

どっちの人生が幸せか、トータルで考えればわかりません。ただ、少なくとも最期に笑っていられたのは光男さんです。

第3章で、いのちは死をもって終わりではない。どこまでも続くとお話ししました。そうであれば、出会いはいつ訪れてもいいのだと思います。子どもの頃の出会いも、80歳になってからの出会いも、同じようにそれから先のいのちを彩ります。

もう先は短い、自分の人生はろくなもんじゃなかったと嘆く必要はありません。どれだけ苦しい人生であっても、死の直前であっても、良い出会いがあればそれでいい。仮に過去に何か悪いことをしてしまっていたとしても、死ぬ前に悔い改めることができればそれでいい。いつまでも出会いは待っているんです。

第5章

人生を生き切るために

見返りを求めず助けるということ

火事場にはバスタオルを

私は誰かから「欲しい」と言われたらあげます。お金ではなく、私という存在をあげる。私が助けになるなら使ってもらう。そうした考え方で生きていこうと、あるとき決心しました。

電車の中で具合の悪くなった人がいる、海で誰かが溺れている、交通事故の起きた直後。私はなぜかこうした場面によく遭遇します。一瞬「あっ、遅れてしまう」という気持ちもよぎりますが、それより自分は看護師だという自覚からなのか、そこにとどまり救命に協力します。そうしたとき「看護師で良かった」と実感します。

アメリカに滞在中、交通事故が起こるとたくさんの人が集まっていました。みんな自分の車の中から、毛布や救急用具を持って走ってきます。これで怪我をしている人を助けられるかもしれない、何かの役に立つかもしれない、そうしてどんどん集まってくるんです。その行動がとても自然に見えて、私も当然のこととして行動できるようになれたらいいなと思いました。

火事のニュースを見て、お風呂に入っているときに火事になったらどうなるんだろうと考えたことがあります。人がたくさんいたから外に出ることができずにいのちを落とした、という痛ましい話を聞いたこともあります。もしかしたらそういう人がいるかもしれない。そう考えるようになって、近くで火事が起きたときにはバスタオルを持っていくようにしています。

私は誰かを手伝ったり、助けたりするとき、無償の気持ちで助けようと心掛けています。心の中で見返りを求めてしまうこともあるかもしれませんが、人として生きている以上、困っている人がいたら助けるのが自然だと考えたほうが気持ち良い。これは第４章でお話ししたサトばあちゃんの口癖でもありました。

ただ、それは同時にとても難しいことでもあると、日々実感しています。普段から無償の気持ちで助けることを心掛けていても、助けた相手の行動や言葉によって、感情が揺さぶられることがたくさんあるんです。

30年以上野菜を送り続けてくれた義母

90歳を過ぎた夫の母は、いまでも一人暮らしをしています。本当は頻繁に交流したいのですが、自分の生活に追われて数年会わないような時期もありました。

それでも彼女は数年前まで、自分で育てたお米や野菜をわが家へ送ってくれていました。こちらからは何も言わないのに、30年以上も。そのことが、とてもありがたいことであり、難しいことだったのだと初めてわかった経験があります。

以前、体調を悪くした友人の生活を助けていた時期がありました。病院への送り迎えをしたり、食事を運んだり、子どもたちを預かったり。数カ月続きました。

彼女の体調が回復して私の手伝いも必要なくなったとき、彼女からは「もういいよ」のひと言だけ。それ以上の言葉はありません。それどころか「刑部さんの運んでくれる食事は多過ぎて迷惑だった」と言われました。

そのとき私は、とても嫌な気持ちになりました。私だって暇ではありません。送り迎えや食事を運ぶことに時間を割かれ、自分の生活は後回しになっていました。せめて「ありがとう」と言ってほしかった。モヤモヤとした気持ちがずっと離れませんでした。

その話を娘にしたとき、ドキッとすることを言われました。

「そうか。そう考えるとずっといろいろ送ってくれていたおばあちゃんってすごいね」

私は義母に野菜やお米を長く送っていただいているうちに、当たり前のように思ってしまっていました。それでも義母は野菜を送り続けてくれていたんです。

見返りを求めないと言いながら、私は友人に見返りを求めてしまっていました。私は義母と同じことをすればいいのだと娘に気付かせてもらいました。義母は身をもってそれを教えてくれていたんです。

私は無償の気持ちで友人を助けたつもりでいました。そうであれば、何も気にすることではありません。私が彼女を助けることと、彼女が「ありがとう」と言わないことは、本来別々の出来事です。見返りがあるから助けるのではなく、自分がそうすべきだと思うから助ける。ただそれだけのことであるべきなんです。

相手の反応は関係ない

マザー・テレサの言葉にこんなものがあります。いろいろなところで紹介さ

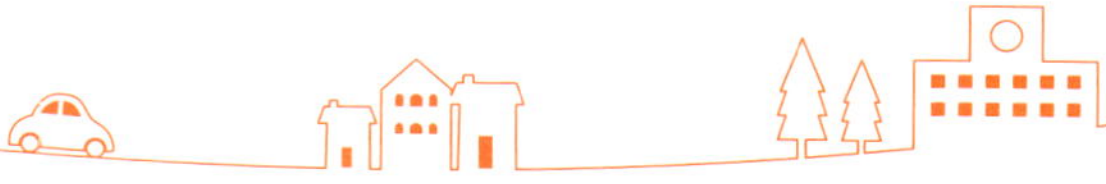

れているので、ご存知の方も多いと思います。

人は不合理、非論理、利己的です。
気にすることなく、人を愛しなさい。

あなたが善を行うと、利己的な目的でそれをしたと言われるでしょう。
気にすることなく、善を行いなさい。

目的を達しようとするとき、邪魔立てする人に出会うことでしょう。
気にすることなく、やり遂げなさい。

善い行いをしても、おそらく次の日には忘れられるでしょう。
気にすることなく、善を行い続けなさい。

あなたの正直さと誠実さとが、あなたを傷つけるでしょう。

気にすることなく、正直で誠実であり続けなさい。
助けた相手から恩知らずの仕打ちを受けるでしょう。
気にすることなく、助け続けなさい。

あなたの中の最良のものを世に与え続けなさい。
蹴り返されるかもしれません。
気にすることなく、最良のものを与え続けなさい。

　これを読むと苦しくて仕方がないという人もいると思います。何も返してもらえないかもしれないのに、してあげなければいけない。嫌いな人にさえ、してあげなければいけない。

　この言葉が引用される際、ここで終わることが多いのですが、実は続きがあります。

最後にあなたにもわかるはず。
それは神様とあなたの関係です。
あなたとほかの人との関係は一つもなかったからです。

ほかの人との関係は一つもなかった。すべては神様と私の関係性。自分がしていることは、相手にしているのではなくて、神様にしていることです。相手の反応や行動を気にしてはいけないんです。

私たちの目を曇らせてしまうもの

夫のある友人とのお話です。結婚前にあいさつをして、私も仲良くさせてもらうようになりました。

彼女は独身で収入が高く、会うたびにいろいろなものをお土産に持ってきてくれました。私たちが結婚してすぐの頃は、夫や私にブランド品を。３万円以上もするようなスカーフを、一度に３枚くれたこともあります。

私たちに子どもが生まれると、プレゼントの相手は子どもに変わりました。来るたびに高級なおもちゃをくれます。また、帰るときにはお金をそっと渡していました。子どもたちは大喜びでした。

彼女がくれるおもちゃの一つひとつ、わが家ではクリスマスでもあげられないほど高級なものでした。それをいつももらえてしまうことが、子どもたちにとってどんな影響を与えるのか、私は心配でした。

私は、本当にやめてほしいということを柔らかく伝えました。それでも子どもたちの喜ぶ顔を見るのは嬉しいと、彼女はプレゼントをやめてくれませんでした。私への対抗意識のように思えるところもあり、子どもを取られてしまうような不安に襲われたこともありました。

私たちが引越したことによって彼女との交流は希薄になり、後年、大人になった子どもたちと、彼女について話したことがあります。

すると娘が涼しい顔で言いました。

「お母さんは何と戦っていたの？　あのおばちゃんにもらったものはうれしかったけれど、私がいちばんうれしかったのは、お母さんが作ってくれた絵本だったよ。手作りのお人形もうれしかった」

彼女は独身でバリバリのキャリアウーマンでした。仕事のストレスや疲れもあったでしょう。癒しを求めて子どもたちを可愛がってくれていたのかもしれません。子どもたちを預かってくれて、ありがたいと思ったこともありました。

裕福な家に育った彼女は、モノに不自由したことがないと言っていました。自分がしてもらっていた通りのことを人にしてあげることが、愛情だと思っていたのかもしれません。

私は、友人の行動にいちいち反応していました。でもよくよく考えれば取りに足らないことです。おもちゃも感謝して使わせてもらうように、私が子どもたちに教えればいいだけのことだったんです。そして私も素直に感謝を伝えればよかった。ここでも私は目の前の事象に余計なものをくっ付けて考えてしまっていたんです。

聖書にこんな言葉があります。

「あなたがいちばん小さき者にしたことは私にしたことです」

「小さき者」とは助けが必要な人のことです。そして「私」はキリスト。人に嫌なことをされたとき、その人を攻撃したり、非難したりすることもできます。でも、そのことで自分も惨めになってしまいます。

嫌なことをしてくる人は自分に何かが足りないのを感じていて、攻撃することで充足を得ようとしているのかもしれません。戦う相手ではないんです。

例えば毒蛇に噛まれたとき、そのことに腹を立ててヘビを捕まえようとしても仕方ありません。走り回っている間に毒が回って死んでしまいます。その間に自分の手当てをしたほうがいい。

目の前の物事が自分にとってどんなことなのか。それはすべて自分の心が決めることです。娘を通してもらえた言葉は、私が子どもの頃に見つけた、大きな存在から送られるものです。一方で、私の友人たちに対する怒りや憤りは、悪い場所から来ているものです。そちらには損しかありません。どちらを選ぶかで人生は決まっていくんです。

優しさを通して人はつながる

対岸に行きたければ人の船を手伝え

人を助けること。それと同じように大切なのが人に頼ることです。私はいつも人にお願いをします。とても幸いなことに、助けてくれる仲間たちもたくさんいます。

ただし、人に頼るときにはルールがあります。それは「返す」ことです。

先ほどマザー・テレサの言葉を紹介しました。私は彼女が大好きなのですが、それは自分の行動の結果を賢く計算する人だからです。

テレサは本当にたくさん「もらう」人です。移動費の節約のために、航空会社に運賃を無料にしてほしいと頼み込みました。その代わりＣＡさんのお手伝いをするからと。ホテルに泊まるときには、皿洗いをするから無料で泊めてほしいとお願いしたこともあったそうです。

もちろんみんなテレサのことを知っているから、実際にはお手伝いや皿洗いはさせなかったそうです。でも、テレサを乗せた、泊めたということだけで、抜群の宣伝効果になります。彼女はそこまでわかった上でお願いをしていたのだと思います。彼女は神様の「弟子」として働いたのです。

相手に見返りは求めない。でも自分は返す。相手に返せなくてもほかの誰かに返す。これが私なりのルールです。お返しをしないと、自分の目的を達成する妨げになることもあります。

どこの国のことわざだったか、はっきりと覚えていませんが、こんな言葉があります。

「対岸に行きたければ人の船を手伝え」

以前、富山に住んでいたとき、地域の人たちはみんなこの言葉を実践していました。富山は雪深く、車の運転は大変。慣れている地元の人でも、大雪が降れば立ち往生してしまうことがあります。

みんな大変さを知っているから、雪が積もればスコップを持って車に乗ります。そうして困っている車がいたらその周りに集まって、みんなで雪を掻く。抜け出すことのできた車は、助けてもらったお礼を言うこともなく行ってしまいます。いったん止まってしまうと、また雪にタイヤを取られるからです。そのことに文句を言う人も、もちろんいません。

助けてもらった人は、今度は別の人を助けます。人から受けた恩を、また別の人に返す。そうしてみんなで助け合うことが当たり前の文化ができる。困難が存在すると、助け合いのコミュニティが生まれるんです。

昔は稲を植えて米を作り、種を蒔いて野菜を育てていました。あるいは狩りをしたり、未開の地を開墾《かいこん》したり、どれも一人でできることではありません。だからみんなで助け合います。そうして収穫の時期となれば、みんなで喜びを共感できる。その喜びは、とても大きなものだったと思います。

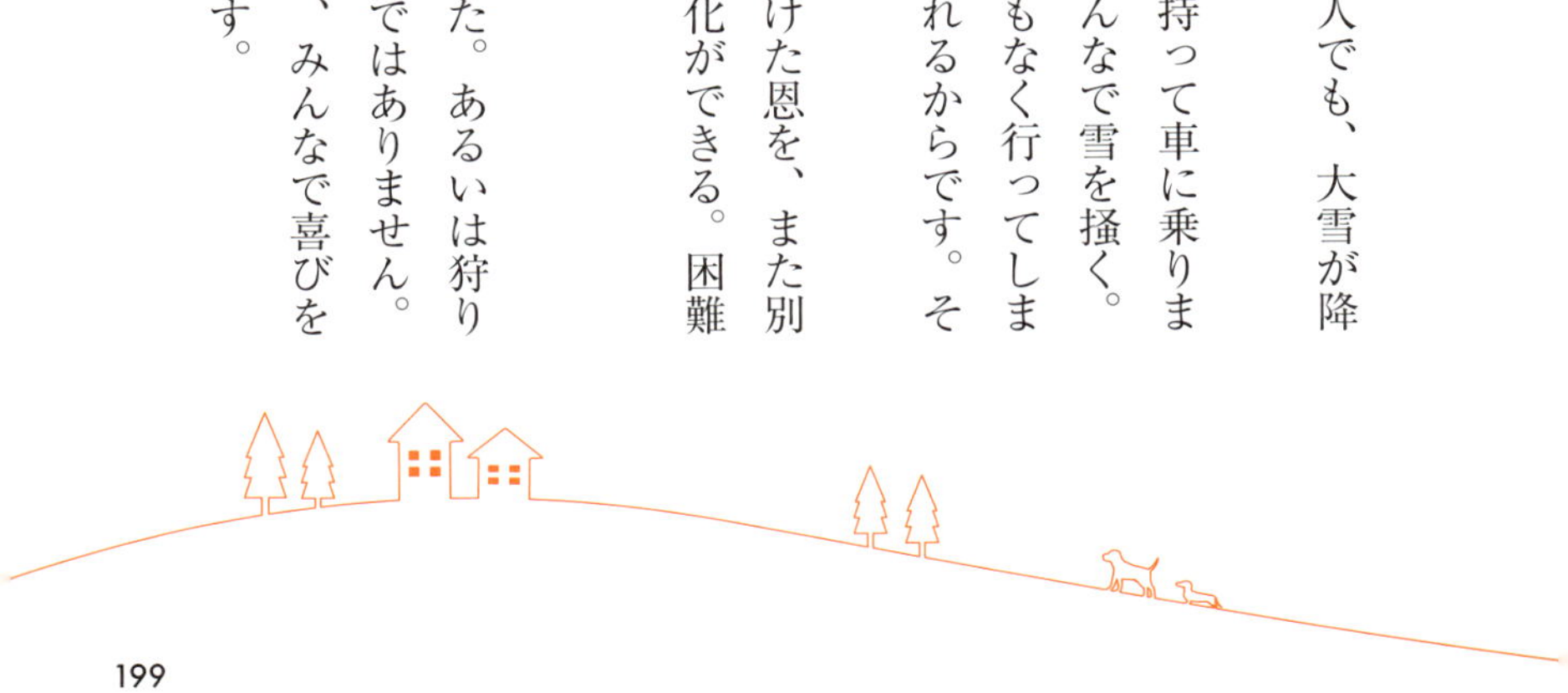

そうした関係性が存在することが、生きやすい社会ということなのかもしれません。最近は手のひらの上にあらゆる情報が集まります。ある程度のお金を稼ぐことさえできれば、食べることには困りません。一見、自分の力だけで生きていくことができるように感じてしまいます。

だから人を助けるということを意識しなくなってしまうのかもしれません。誰かに助けられているということが見えなくなってしまう。そうなれば、助けるということがとても特別なことのように感じられてしまうのでしょう。本来は、当たり前のことであるはずなのに。

エレベーターに乗れなかった車椅子の人

困っている人がいたら、すぐに助けることができるように。普段からそう考えていても、行動できないときがあります。

以前大型スーパーで混んだエレベーターに乗ったとき、ドアが閉まる瞬間、車椅子の人だけが残されたことがありました。「あっ」と思ったけれど声を出すことができませんでした。

もう、すごく後悔しました。私はこんな仕事をしているのに、なぜ行動できなかったのだろうと。「あの方のために詰めてあげましょう」とみんなに言うこともできたし、私が降りてもよかった。何度も「こうしたらよかった」「ああしたらよかった」とシミュレーションしました。それからずっと嫌な気持ちが消えませんでした。

それから2年後、また同じような場面がありました。でもそのときは、すかさず「奥に詰めてください。車椅子の方が乗ります」と言えたんです。周りの方も自然に協力してくれて、杖を突いたおばあさんも、「これくらいでいいかね」と言ってくれました。

これは自分にとっての成長だと思いました。何かをやってあげるということは恥ずかしいことでもあるんです。そのために行動できない人も多いと思います。でも、一度できたことで、次に同じことがあっても同じように行動できるようになります。

それに、エレベーターに乗っていた人たちも、また同じ場面に出会ったら「あのとき詰めろって言った人がいたな」と思い出してくれる。そんなことがあればいいなと思います。

おじいさんとの椅子取りゲーム

先日、電車の優先席に座っていたときのことです。私もグレイヘアにしてからときどき席を譲られることがあります。このときも高校生の女の子に譲ってもらって座りました。

向かい合って6席ある優先席には、私とおじいさん、ほかに4人の若者が座っていました。そこに母親と小学校低学年くらいの女の子が乗ってきました。するとおじいさんが席を譲りました。お母さんは遠慮して何度か断りましたが、結局女の子がそこに座りました。

何駅か進んだところでその母娘は降りていき、おじいさんはまた席に座りました。次の駅で別のおじいさんが乗ってきたので、私は席を譲りました。次の駅で若者が降りて席が空いて、私が座って、またおばあさんが乗ってきて、最初のおじいさんが席を譲って。何度かそんなことが続きました。

何だか椅子取りゲームをしているようで、だんだんと楽しくなってきました。最後におじいさんと横並びになったので、「忙しいですね」と話し掛けたら、おじいさんもニッコリ。その後の言葉に驚きました。

なんとそのおじいさんは、「これからがんセンターに行く」と言ったんです。すでにステージ４だと。そんな人がみんなに席を譲っている。私は思わずおじいさんの手を握って、「絶対大丈夫！」と言いました。

がんが大丈夫という意味ではありません。こんなに良いことをしている方です。必ず良い人生を過ごせるはず。絶対に大丈夫です。

別れ際、おじいさんは、私に栄養ドリンクをくれました。「いや、これはあなたが飲んでください」と遠慮したけれど、「これはあなたの分です。どうぞどうぞ」と。そうしてしっかりとした足取りで、おじいさんは電車を降りていきました。

栄養ドリンクには私が体質的に苦手な成分が入っているものが多く、あまり飲むことがありません。このとき、実は夫と一緒に電車に乗っていました。夫は最初から最後まで立ちっぱなし。疲れただろうから、栄養ドリンクは夫にあげました。

世界中の人たちが友人になる

私はどこの国に行ってもその国の人に間違えられるという特徴があります。そしてどこの国に行っても友人をつくれる特技があります。

私は人間が好きです。人間にとても興味があります。キリスト教の教えでは、「人類皆兄弟姉妹」です。宗教の違い、国境、言葉、貧富、人間を隔てるものはたくさんありますが、これらを越えるという宿題が私たちには課せられています。

私は「これも何かのご縁ですから」という言葉をよく使います。みなさん、その言葉を理解してくれます。「袖振り合うも多生の縁」と祖母はよく口にしていました。誰かと誰かが出会えばそこにつながりができるということには、誰でも実感を持てるのではないでしょうか。

そうした出会いの中でも、助けること、助けられること、優しさを通した出会いは、さらにつながりを強くします。言葉にすれば、友人になるということでしょうか。

私がエレベーターで「詰めてください」と言えたときの車椅子の方、その言葉を聞いていた方々、椅子取りゲームをしたおじいさん、みんな友人です。関わり方はそれぞれで、直接的なお付き合いの時間が短い相手もいますが、優しさを通して出会った人はみんな友人になるんです。

私は、どんな職業や役割であっても、他人を思いやる気持ちのない人は、自分の才能を伸ばしていくことはできないように思います。私たちのように直接人と接する仕事はもちろん、何かを作る仕事でも、出来上がった製品を使う人のことを考えなければ、良いものはできません。誰もがいのちに対して仕事をしているんです。

優しさを通して人と出会い、友人を増やしていく。そうした生き方のできる人は、自分の言動に対して、常に相手を思いやる意識を持つことができるんだと思います。そうして自分の人生を切り開いていくことにもなりますし、それが周囲のために生きることにもなると思うんです。

暗闇を照らす光

たくさんの芋を運んできた子ども

５人目の子どもが生まれたとき、正直、不安でいっぱいでした。夫の事業が安定してきたとはいえ、たくさんの貯金はないし、将来どうなるかもわからない。でも、息子の人生は絶対に大丈夫だな、幸せに育っていくなと思った出来事がありました。

産んでしばらくしてから、なぜかいろいろな人から芋が贈られてきたんです。出産のお祝いにということではなくて、私が新しく子どもを産んだことを知らない人からも贈られてきます。山芋やサツマイモ、サトイモがたくさん。ジャガイモなんて３種類も届きました。北海道の親戚からも九州の友人からも、打

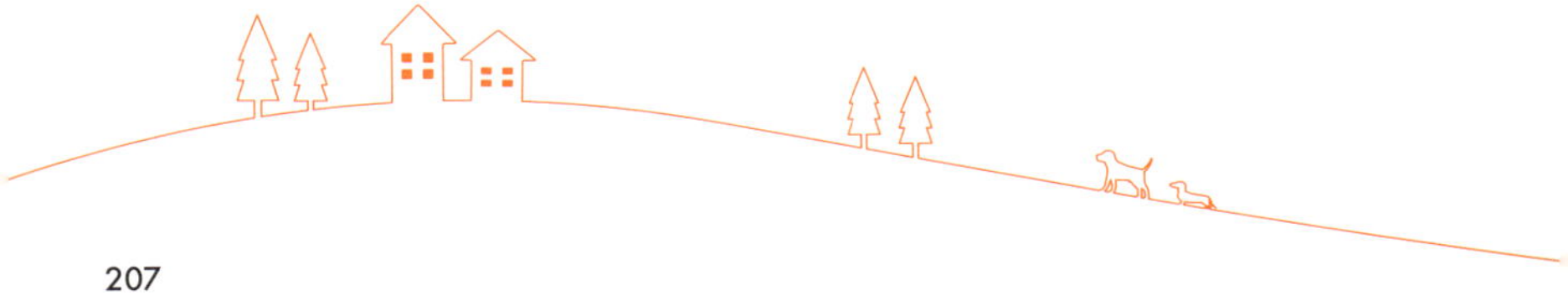

ち合わせしたかのように。

不思議な出来事ですが、私は強いメッセージを感じました。ああ、この子を神様が守ってくださっているのだなと。たくさんの芋は、彼のもとに届いた「光」なんだと。贈られてきたものが芋でなくても、何でもよかったのだと思います。彼が生まれたときに、たくさんの人たちから優しさが届いた。この子も私たちも、きっと優しさに包まれた人生になる。そう思ったんです。


芋を運んで生まれてきた息子は180センチを超えて成長し、バレエダンサーになりました。いまでは国内外の数々の大きな舞台でプリンシパルやソリストを務めさせていただいています。主役を踊った舞台を当時（平成）の皇后陛下にご覧になっていただいたこともあります。

彼の人生にはたくさんの光が差しました。良き友人や仲間、師との出会い。自分を助けてくれたり、成長させてくれたりする出来事がたくさんありました。そうして彼は自分の人生を築き上げていったんです。

この世に生まれた限り、必ず幸せな人生を過ごすことができます。どんな人にも光は差すんです。一度だけではありません。苦しいとき、困難に直面したとき、道しるべとなる光が必ずどこかに差しています。どこへ行けばいいのか、何を頑張ればいいのか、大事なことを教えてくれる出来事や人との出会いが、どこかで待っているんです。

光があれば進んで行ける

裕《ゆう》太《た》君はお母さんとおばあさんとの３人暮らしでした。お母さんは生活保護を受けて暮らし、一日中ゲームをしていました。部屋の中はたばこの煙でいつも曇っていて、モノだらけで雑然としていました。

おばあさんが歩けなくなって、裕太君は毎日おばあさんの近くで遊んでいました。外で友達と遊ぶこともありません。私がおばあさんの訪問看護に行くと近くに座って体をくっ付けてきました。やっぱり温もりが欲しかったのだと思います。

その寂しさをお母さんも感じ取っていたのでしょう。ある日金魚を何匹か買ってきました。

しばらくして行ってみると、裕太君が金魚と遊んでいました。でも様子がおかしい。割りばしで突いたり、手のひらに乗せていたりします。さらにヤカンの熱湯を入れようとしている。

「そんなことしたら死んじゃうでしょ！」と叱ると、無表情に言いました。

「もう何匹か死んだよ」

これは怖いと感じました。このままではどんな大人に育ってしまうのか。ステーション内で話し合った上で支援センターに相談すると、児童相談所主催のカンファレンスに呼ばれました。でも、特に有効な対策は取られませんでした。

裕太君の将来を考えると、胸が痛みました。でも、どの子も絶対に幸せになることができます。いまが駄目でも、将来に希望は必ずある。

おばあさんがなくなったときも、裕太君は私のそばにいました。私は「あなたは素晴らしい子だよ。必ずいつかわかるから。もし困ったことがあれば、私のところに来てね」と伝えました。裕太君は無言のまま私の顔をじっとみつめていました。

いま考えれば、裕太君は金魚を殺したかったわけではないのだと思えます。周りにいる大人へのアピールだったのかもしれません。私は、彼に「私のところに来てね」と言うことしかできませんでした。彼が私を頼ってくれるだろうとか、私が彼を救ってあげられると考えて言った言葉ではありません。偉そうなことを言うようですが、私の言葉が、彼にとっての一つの光になってくれたらと思ったんです。光は私ではなくてもいい。ほかに彼が出会った人が同じような言葉を言ってあげられたなら、それでいい。

何かあったら来なさいと言ってくれる人がいて、そのことを彼が覚えてくれていたら、暗闇に包まれていてもそちらに向かって歩くと思います。光が差している方向に、進んで行くことができる。その光があるということ。それ自体がうれしいんです。

誰にでも光は差す

幸代《ゆきよ》さんは介護に大きな労力が必要とされる症状で、食事だけでも一苦労。ひと口食べるたびに吸引して、きれいにしないといけません。自分でトイレに行くことを望まれ、一日に何度も車椅子に乗せて移動させる必要もありました。体重は重く体が拘縮しているので、介護する人の負担は大きなものでした。

家族は娘さん夫婦と中学生のお孫さん。ご夫婦は働いていて、日中は家にいませんでした。お孫さんの亮《あきら》君はいわゆる引きこもり。玄関の近くの部屋にいて、いつもドアが閉まっています。「こんにちは」「お邪魔します」とあいさつしても、返事は返ってきませんでした。

あるとき、亮君の部屋のドアが少し開いていて、中の様子が見えました。暗い部屋の中では痩せた少年が無表情にパソコンゲームをしていました。ディスプレイの光が青く表情を照らしています。

私は亮君にも光はあるはずだと思いました。そうして幸代さんの介護を手伝ってもらえないかと考えました。といっても具体的に何かをさせようというわけではありません。孫の顔を見るだけでも幸代さんは喜ぶはずです。

そのためには、まずは亮君に私を信用してもらわなければいけません。訪問するたびに「亮君、おはよう」と声を掛け続けました。私が中学生になっても「とっちゃん」と声を掛けてくれた、近所の職人さんを思い出しました。

亮君はずっと無視していたけれど、そのうち「うん」と返事をしてくれるようになりました。そうして大事な仕事を頼みました。「おばあちゃんに声を掛けてあげて。足をさすってあげたら喜ぶよ」と。

亮君と久しぶりに話して、幸代さんはとてもうれしそうでした。それまでとまったく表情が違うのがわかります。私が「亮君のおかげだね。ありがとう」と言うと、彼の表情も明るくなりました。

それからしばらくして、幸代さんは亡くなりました。以来私は亮君とは会っていません。おばあちゃんの最期を手伝うことができた、自分が何かをしてあげることができた。その事実が彼にとっての光になればいいなと思います。

自分に与えられた使命を果たす

自分の光を机の上に置きなさい

第2章でお伝えしたように、私たちが幸せに生きていくためには、四つの条件が満たされていなければいけません。学んで、遊んで、働いて、選ぶ。

最近はこのバランスが崩れている人が多いように思います。「働く」が多かったり、「学ぶ」がちょっと少なかったり。中には「遊ぶ」ばかりの人もいるかもしれませんが、急に意気込むことはありません。まずは肩の力を抜いて、この四つが満たされる環境を考えてみましょう。私たちの人生は、まだまだ続いていくのですから。

四つの条件が満たされた上で、自分が人生で成すべきことを知り、それを果たしながら生きていく。それが「生き切る」ということなのかと思います。

宗教的な言い方になりますが、私がこの仕事をしているのは、神に命じられているからです。そのために人生を精いっぱい使いなさいと、命じられている。毎日そのことを果たすために生きています。

宗教を持たない人には、なかなか理解できない感覚かもしれません。この本を書く上で、どのように読者のみなさんにお伝えすればいいか、考えました。

神に命じられていること。それを言い換えれば「使命」という言葉になると思います。

使命は人それぞれに違います。共通していることは「自分の人生を良くしなさい」ということ。私の場合は心や体を病んだ人、高齢者のための場所をつくることです。

誰にでも自分だけの使命があって、生まれた限りは達成しなければいけません。私は子どもたちに「自分の光を机の上に置き続けなさい」と教えてきました。ここで言う光とは、自分が持った可能性、才能、力です。自分が与えられたものを目いっぱい使いなさい。使い切って使命を果たした上で人生を終えなさい。

すぐにうまくいくとは限りません。10年20年我慢しなければいけないかもしれない。それでも、机の上に置き続ければ、必ずどこかで人生は開かれると思うんです。

使命は他人の目を通してわかる

私、刑部登志子とはどんな存在か。いつも「愛と優しさを伝えるために送られた者」であるよう、自分に言い聞かせています。その使命を果たすためにどんな方法があるかを考え続けています。そして、勇敢でありたいと思っています。

高齢者、障がい者、子ども。出会った人たちに寄り添って、使命を果たすために生きています。この本を書いていることも同じ目的です。あらゆる方法で自分を使い切りたいと思います。

自分の使命とは何か。教えてくれるのは人です。出会いです。自問自答では見えません。すべての人にはコーチが必要です。テニスの大坂《おおさか》なおみ選手になぜコーチが必要なのか。サッカーのリオネル・メッシ選手になぜコーチが必要なのか。彼らはコーチよりずっと上手なのに。

それは自分の姿を自分で見ることができないからです。ビデオに撮って、どれだけ客観的に見ようとしても、どうしても主観が入ってしまいます。自分の都合の良いところばかりを見てしまうんです。

私も自分の使命を知るためには、人の助けが必要でした。みんなが「あなたはどんな人ですか?」「何をするために生まれたのですか?」と質問してくれる。直接質問されるわけではなくても、そう考える機会を与えてくれる。それに答え続けることで、自分の使命が見えてきたんです。そしてはっきりとその形がわかったのは、私が師と仰ぐ、ある方のおかげでした。

自分の使命を見つけ、そのために成長し、達成できる人。それは素直な人です。人に質問してもらうためには、自分をさらけ出さなければいけません。本音や考えていることを隠してしまうと、相手も壁をつくってしまいます。そうすれば、こちらのためを思ってくれることはありません。もちろん、何でもかんでもさらけ出せばいいということでもありません。さらけ出すことによって傷つく人がいるのであれば、それは隠さなければいけないことです。

そして相手の言うことを素直に受け取る。質問に素直に答える。変な質問をされたくないとか、答えたくないとか、失礼だなと思ったらそこで成長はなくなります。ああそうか、そういう考え方もあるのか。常にその意識を持つことで、自分が何をすべきかが見えてくるんです。

「1000回頼めばいいよ」

自分の使命を見つけ、果たす。それはとても遠い道のりのように思います。きっとさまざまな困難が待ち受けています。そうしたとき私たちが忘れがちなのが、勇敢でなければいけないということです。

キリスト教では、高慢も罪ですが、臆病も罪とされます。人に触れること、新しい場所に行くことを恐れず、苦労や困難から逃げずに、一日一日を過ごしてほしい。私はそう自分自身に頼み続けています。

本書の最後に、私が困難に立ち向かう上でいつも繰り返している言葉と、それを教えてくれた方のエピソードをお話しします。

「やりたいことがあったら、１０００回頼めばいいよ」

ある有名企業の会長、歌吉《うたきち》さんからいただいた言葉です。

歌吉さんは70歳の頃にがんを発症。これ以上の治療は望めず、最期の時間を家で過ごすことを選ばれました。

とても裕福なお宅。よく奥様に「看護師さん、お子さんがたくさんいるから大変でしょう。お金のことなら力になれるからね」と言われました。「ありがとうございます。それじゃあ３００万円」とは言えませんでしたが。

お中元やお歳暮の時期には贈り物がいっぱい。「こんなに送ってくるのよ。好きなだけ持っていって」と言われて、「ありがとうございます。それじゃ……」とも言えず。

私は当時ボーイスカウトのスタッフをしていて、そこで参加するバザーに出品してもらえないかとお願いしました。奥様は快くたくさん出品してくれたのですが、私たちの目には眩いばかり。有名ブランドの食器、高級なバッグ。真っ先に売れていきました。

仕事に人生を懸ける。歌吉さんは、まさにそれを地でいく人でした。大晦日《おおみそか》に紅白歌合戦なんて見たことがない。みんなが家にいるのだから、営業のチャンスだ。そうして結果を出して、出世していったそうです。

私が訪問看護でお邪魔するようになってから、一度歌吉さんの意識がなくなったことがありました。３日間の昏睡。その間もずっと仕事のことを考えていたようです。目覚めた第一声は、「いまエジプトに行ってクレオパトラに契約をもらってきた」でした。

それから数日後、望み通りご自宅で、奥様に見守られて亡くなりました。

歌吉さんは新人の頃、新規の営業先で「１０００回来れば契約してやるよ」と言われたそうです。その話を聞いて、私が「それで本当に１０００回行くんですか?」と聞いたら「行くよ」と。「でもね、１０００回も行かなくて大丈夫。10回も行けば契約してもらえるよ」。


「夢を持とう」と言いますが、それだけでいいのだと思います。目標を掲げたら、そこで叶ったのと同じです、あとは続けるだけ。本当に望むことがあれば１０００回頼む。そうすれば必ず願いは叶います。

私が訪問看護ステーションをはじめとする介護事業を開業する際、どう思われるか心配でした。それまでにもステーションはあったのですが、どれも大きな法人が設立したもので、個人の、それも看護師が経営するなんて前代未聞でした。良く思わない人がいることは予想できました。

でも１０００回頼めば大丈夫です。まずは１から１０００までの数字を書いた紙を冷蔵庫に貼って、断られるたびに×を付けていく。足りなければ10枚重ねればいい。そのつもりで医師会に相談に行くと、１回で優しい言葉をいただきました。開業したときには医師会の先生からお花をいただき、うれしかったことを覚えています。

私が頼む相手は他人に限りません。あるとき事業の展開のために新しく土地を探す必要があったのですが、なかなか見つかりませんでした。いろいろ手を尽くしたけれど、八方ふさがり。さあ、誰に頼めばいいかな。

すると道端にぺんぺん草が咲いていました。気が付くと私はその一本一本に話し掛けていました。「私はいまあなたに目を引き付けられたの。あなたにも何か力があるはず。お願いだから助けて」。

５月の風が草花を揺らし、私に「大丈夫」と言ってくれているようでした。すると間もなく、新しい土地を見つけることができたんです。

　１０００回のお願いは、もちろん自分にもします。あきらめてしまえば楽だと思うときも、やっぱりありますよね。だから自分に頼みます。

「まだあきらめないでね。１０００回まで頑張ってね。まだ自分の力を全部出し切っていないよね」

　生きていく上で待ち受けているさまざまな困難。乗り越えることはとても大変です。でも大概のことは、１０００回もチャレンジすればどうにかなるように思います。あきらめなければ必ずどこかで願いは叶う。きれい事のようにも聞こえますが、真実だと信じてもいいと思うんです。

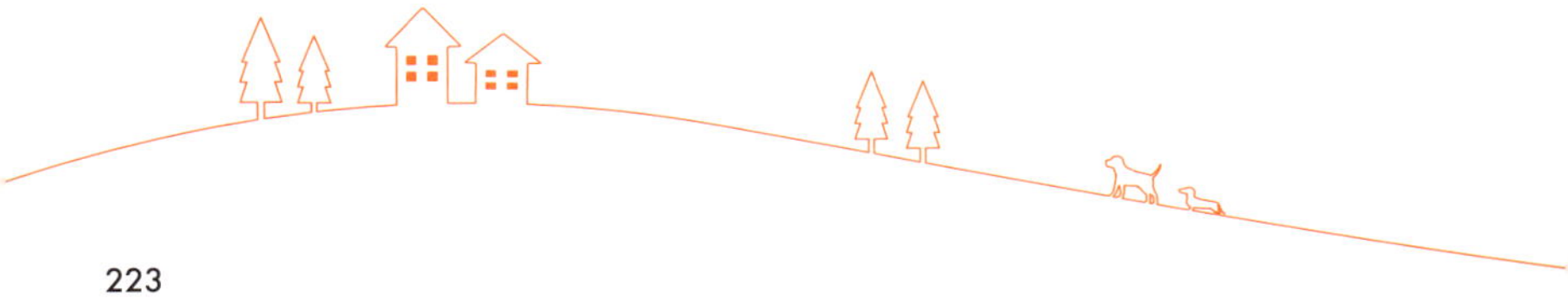

あとがき

私の母は、学徒動員で名古屋に行ったときを除き、ほとんど長野県に住んでいました。晩年は息子（私の弟）家族と一緒に穏やかに暮らしていましたが、少しずつ認知症の症状が出て、被害妄想、強迫妄想が見られるようになりました。

ある日転倒して頭部を打撲。だんだんと介護も難しくなってきて、私は母を東京に招こうと決めました。「そろそろ交代だね。長い間ありがとう」。弟家族は母のために本当によくやってくれました。

なぜ自宅を離れて町田に来たのかわからない母は、私の家の中でたびたび大声を出しました。「きよみちゃーん！　みねちゃーん！　よしこー！」と自分の姉妹の名前を呼び続けます。私の息子を見れば、「しんちゃーん！　くにおー！」と自分の弟たちの名前を叫びました。

ある夜、私は夫や子どもたちが眠れないだろうと、叫び続ける母を車に乗せ、夜の街を走りました。母はどこに連れて行かれるかわからず大騒ぎ。疲れた私は、公園の駐車場に車を止めました。ラジオから流れる音楽と母の叫び声。そのとき、車の窓ガラスを叩く音が聞こえました。見上げると警察の方。どなたかが通報したのでしょうか。

「どうしたんですか？」

ぐったりとした気持ちで状況を説明しようとすると、母が言いました。

「娘です。よくしてもらっています」

さっきまで「殺されるー！」と叫んでいた母がそう言ったのです。このひと言によって、私は引き続き母と暮らそうと決心できました。それからも母が大声をあげる日々は続きましたが、２０１９年1月、7年間の介護が終わりました。

遺骨を迎えに、長野から15人の親族が来てくれました。母は7年ぶりに故郷の地に戻ったのです。

叔父が介護に協力してくれた私の子どもたちに言いました。

「登志子は良い子どもに恵まれたな。でも、お前たちも親に恵まれたんだぞ」

夜中の叫び声、2時間おきのオムツ交換と体位交換、褥瘡の処置。食べ物を顔に向けて吐き出されることもありました。家を出て行こうとする母を止めようとして殴られた日、思わず殴り返してしまった辛い記憶。叔父の言葉ですべてありがたい思い出に変わりました。

本書でも紹介した夫の母。90歳を過ぎたいまでも、私たちや孫、ひ孫からの電話や手紙を大切にしながら、孫たちの写真に囲まれて生活しています。こまめに立ち寄り毎晩電話をしてくれている義姉夫婦のお陰で、義母はいまでも一人暮らしを続けられています。

夫の穏やかな性格は、いつも人のために働くことを忘れなかった亡き義父と、どこまでも優しい義母に育てられたことで育まれたのだと思います。富山に住む義母に東京に来てほしいと伝えても、いつも断られます。離れて暮らす義母を、そして夫をどのように大切にするかを私の残りの人生の課題にしたいと思っています。本文中にもありますが、どんな選択をしても完全に満足の行く結果はありません。それでも、2人に最高の人生だったと笑ってもらえるよう、付き添っていきたいと思います。

この本を読んでくださった方々の多くも、大切な人の最期の時間をどのように過ごさせてあげようかと考えているのだと思います。その先にあるのは、自分の人生の締めくくりです。誰もが自分の人生をより良くしていくことができます。いくつになっても遅くはありません。「最高の死に方」のためにどんな生き方をしていけばいいのか、ゆっくりと考えてほしいと思います。

早春の風は吹くものの、まだ寒い信州で行われた母の葬儀。私は山の中の村で母に背負われていた頃のことを思い出していました。背中から伝わる温もり、頬に感じた風、緑色の匂い、虫の鳴き声。そして、時を越えて話し掛けてくれる母の声。

葬儀場の待合室に座る私の目の前には娘に手を引かれる孫の姿。彼女たちはどんな人生を歩んでいくのだろうと、なぜか不思議な気持ちになりました。

さて、本書の出版に当たっては、たくさんの方々のご協力をいただきました。
駒沢女子大学教授の關《せき》優美子先生、在宅看護学が専門で、在宅と病院と、どちらが満足できる最期を過ごせるのかを一緒に考えてくださいました。豊かな人生の経験から宝の言葉をたくさんくださった河住明美子先生。生と死を多角度より考えさせてくださった織田無道住職。私の使命に気付かせてくださった、スピードコーチング社のクリス岡崎さん。最後まで母のケアマネージャーとして働いてくださった小原和代さん。心からの感謝を申し上げます。

普段一緒に仕事をしてくださる方々にも、この場を借りてお礼申し上げます。「きららデイリハてをつなごう」の齋藤奈保管理者、「重症心身障がい児放課後等デイサービスきらら」の沼倉由美子所長。いつも私をサポートしてくださっている「きらら訪問看護ステーション」をはじめとする、きららグループで働いてくださっているスタッフの方々。私が自分の使命に向けて進んでいくことができるのも、変り者の経営者を許し、助けてくださるみなさまのおかげです。

わがままな新米作家に付き合ってくださった総合法令出版の久保木勇耶編集長。プロデュースをしてくださった日本経営センターの髙橋洋介プロデューサー、川田修プロデューサー。そして出版の機会をくださった、同社の津嶋栄代表取締役。本当にお世話になりました。

この「あとがき」の原稿の執筆中、２０１９年10月10日0時40分、娘婿より、私の10人目の孫が生まれたとメッセージが届きました。私も高齢者の一員となろうとしているいま、新しい命に愛を注ぐ役割も課せられています。

私の６人の子どもたち、その家族たち。誰よりも私を理解し、「常識とは何か」を40年近く説き続け、いつもいちばん近くで支えてくれている夫に、感謝いたします。

そして読者の皆様。拙い文章もあったかと思いますが、最後まで読んでいただき誠にありがとうございました。

本書を執筆しながら、子供の頃育った山や森、親戚のおばさんやおじさん、近所のおじいちゃんやおばあちゃんを思い出しました。たくさんの笑顔や掛けてくれた言葉。とても幸せな気持ちに包まれました。子どもの頃に豊かな愛を受けていれば、その後の数々の試練を乗り越えることができる。それを改めて実感できました。

趣旨が外れるため本書には含めませんでしたが、私は高齢者の自殺に強い問題意識を持っています。若い頃に戦争の苦を味わい、混乱の社会で必死に働き、いまの日本を築いてくださった人たちが、最後に自らいのちを断つ。その事実が許せません。子どもの自殺は大きな話題になりますが、高齢者の自殺が話題になることはあまりありません。私の使命の一つは高齢者の自殺をなくすことです。本書を通して老後の時間を前向きに捉えていただき、そのことで悲しい現実を少しでも減らすことができれば、これ以上の幸せはありません。

2019年10月10日　庭にアルパカの住む家のリビングで

刑部登志子

「きららグループ」
ブログ・メールマガジンのご案内

私が代表を務める「きららグループ」は、東京都町田市を拠点に、訪問看護、訪問介護、通所介護、居宅介護支援などの事業を行っております。「地域も自分も豊かに」「安全、安心を提供する」「その人らしく楽しく生活ができるよう支援する」「利用者の立場になって考え感じ行動する」を理念に、15年目を迎えました。

この本では、きららでの経験を中心に、最高の形で人生の終わりを迎えるための、私なりの考え方や心構えを綴りました。しかし、どれだけ準備をしていても、現実を突きつけられたとき、多くの方々は混乱してしまいます。

介護の現場からのメッセージをお伝えすることで、みなさんの介護に対する疑問や不安を解消したい。そう考え、ブログ・メールマガジンを発行することにしました。本書ではご説明できなかった、具体的な介護の方法や介護保険制度の説明などもお伝えしていきます。より現実に寄り添った情報をお伝えするため、数多くの実地経験を踏んでいるスタッフたちのメッセージも発信いたします。

下記のURLかQRコードから簡単なフォーマットを入力いただくと、ブログの閲覧やメールマガジンの配信を受けることができます。フォーマットには介護のお困り事などのご相談をお寄せいただく欄もあります。恐縮ながらすべてのメッセージへのご返信はいたしかねますが、ぜひ、みなさまのお悩みをお聞かせください。

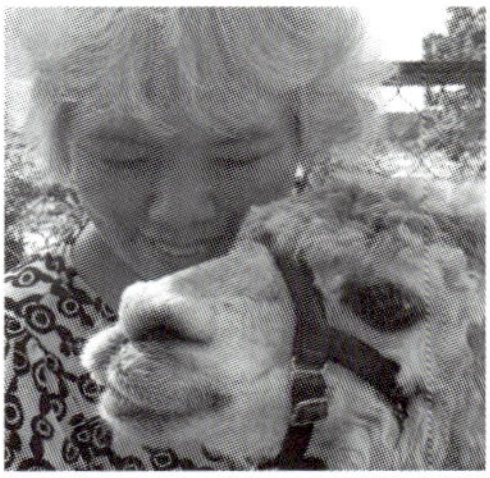

刑部登志子

URL

https://forms.gle/6YpxjcFedydVnFJj9

【著者紹介】

刑部登志子（ぎょうぶ・としこ）

訪問看護師、ケアマネージャー、有限会社Ｇ代表取締役、非営利活動法人きらら代表。

子どもの頃から50年以上高齢者を見続けてきた高齢者の生活設計のプロフェッショナル。

長野県立臼田高校の衛生看護科卒業後、千葉県立鶴舞病院附属高等看護学院（現：千葉県立鶴舞看護専門学校）で学ぶ傍ら、同病院の外科・ICU病棟で勤務。1977年に卒業後、川崎市立井田病院CCU病棟で勤務。その後カリフォルニア州ロサンゼルスにて療養病棟で働く傍ら、ボランティアとして高齢者の訪問看護を実施。1994年より東京都福祉保健局の委託業務で神経難病患者の支援に携わる一方で、町田市医師会訪問看護ステーションにて訪問看護に従事。2004年に有限会社Ｇを設立、現職に至る。

訪問看護経験は25年におよび、2000人以上のラストステージに寄り添う。

夫と２頭のアルパカとともに暮らし、６人の子どもと10人の孫がいる。

「最高の死に方」は そんなに難しくないみたい

2019年11月22日　初版発行

著　者　刑部登志子
発行者　野村直克
発行所　総合法令出版株式会社
〒103-0001　東京都中央区日本橋小伝馬町15-18
ユニゾ小伝馬町ビル９階
電話　03-5623-5121

印刷・製本　中央精版印刷株式会社

ISBN 978-4-86280-714-4

総合法令出版ホームページ　http://www.horei.com/